W0266109

Caroline Ferré et Jeanne Pigerol

Photographies : Cécile Aubry

BONNES POSTURES SUPER SIMPLES

60 postures et exercices en pas à pas

MANGO
éditions

Sommaire

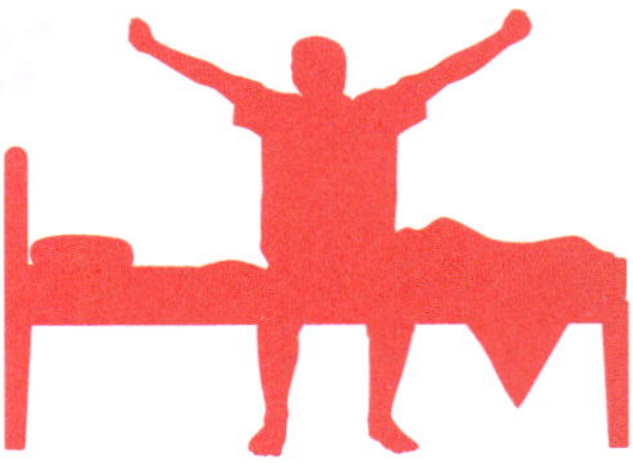

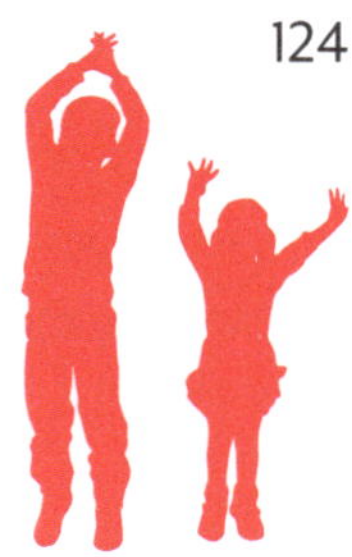

Introduction

Et si, à partir d'aujourd'hui, vous preniez soin de vous dans votre quotidien ? N'est-il pas le moment d'adopter les bonnes postures dans votre vie de tous les jours ?

À n'importe quel instant de votre journée, en intérieur comme en extérieur, au travail, en voiture ou même avec vos enfants, ce livre vous invite à prendre conscience de vos gestes et constitue un véritable allié du quotidien.

Dans les pages qui suivent, nous vous proposons un ensemble de gestes simples adaptés à tous. À vous d'en finir avec les mauvaises habitudes et d'adopter jour après jour les bonnes postures, qui feront du bien à votre corps et à votre esprit !

L'idée ici est de rendre ces bons gestes du quotidien accessibles et de vous aider à les réaliser en toute sécurité. Vous trouverez donc, pour chaque situation, des exemples de postures « à ne pas faire » et la présentation détaillée de la posture « à faire ».

Nous nous appelons Caroline Ferré et Jeanne Pigerol et nous sommes ostéopathes toutes deux depuis plusieurs années. Issues de la même promotion et passionnées par notre métier, nous accompagnons les patients et mettons nos mains au service de leur santé.

Après nos cinq années d'études, nous avons complété notre formation avec des stages de spécialisation en maternité (accouchement, post-partum) et en pédiatrie. De plus, nous intervenons régulièrement dans des entreprises pour améliorer le bien-être au travail en proposant des pratiques d'éveil musculaire et des ateliers pour prévenir les troubles liés aux mauvaises postures en contexte professionnel.

Nous avons remarqué que les motifs de consultation les plus fréquents au cabinet sont liés à des actes du quotidien. Voilà pourquoi nous avons regroupé dans ce livre les postures qui nous paraissent essentielles. Souvent, les douleurs en question apparaissent à la suite d'une mauvaise position prolongée, de gestes répétitifs ou encore de mouvements soudains. Qui ne s'est pas déjà bloqué le dos en nettoyant sa baignoire ou après un long trajet en voiture ? Et vous, n'avez-vous pas déjà senti cette décharge électrique soudaine au réveil après avoir été longtemps installé dans une mauvaise position, ou bien en vous relevant brusquement de votre fauteuil devant la télévision ?

Si c'est le cas, ce livre est fait pour vous !

Vous trouverez également au fil des pages des rubriques « astuces » ou « le petit plus » qui vous permettront de faciliter votre quotidien.

PRÉAMBULE : UN PEU D'ANATOMIE

Pour mieux connaître votre corps et savoir à quelle partie de votre anatomie correspond quel muscle, voici deux dessins explicatifs, auxquels vous pouvez vous référer au besoin lors de la réalisation d'un exercice.

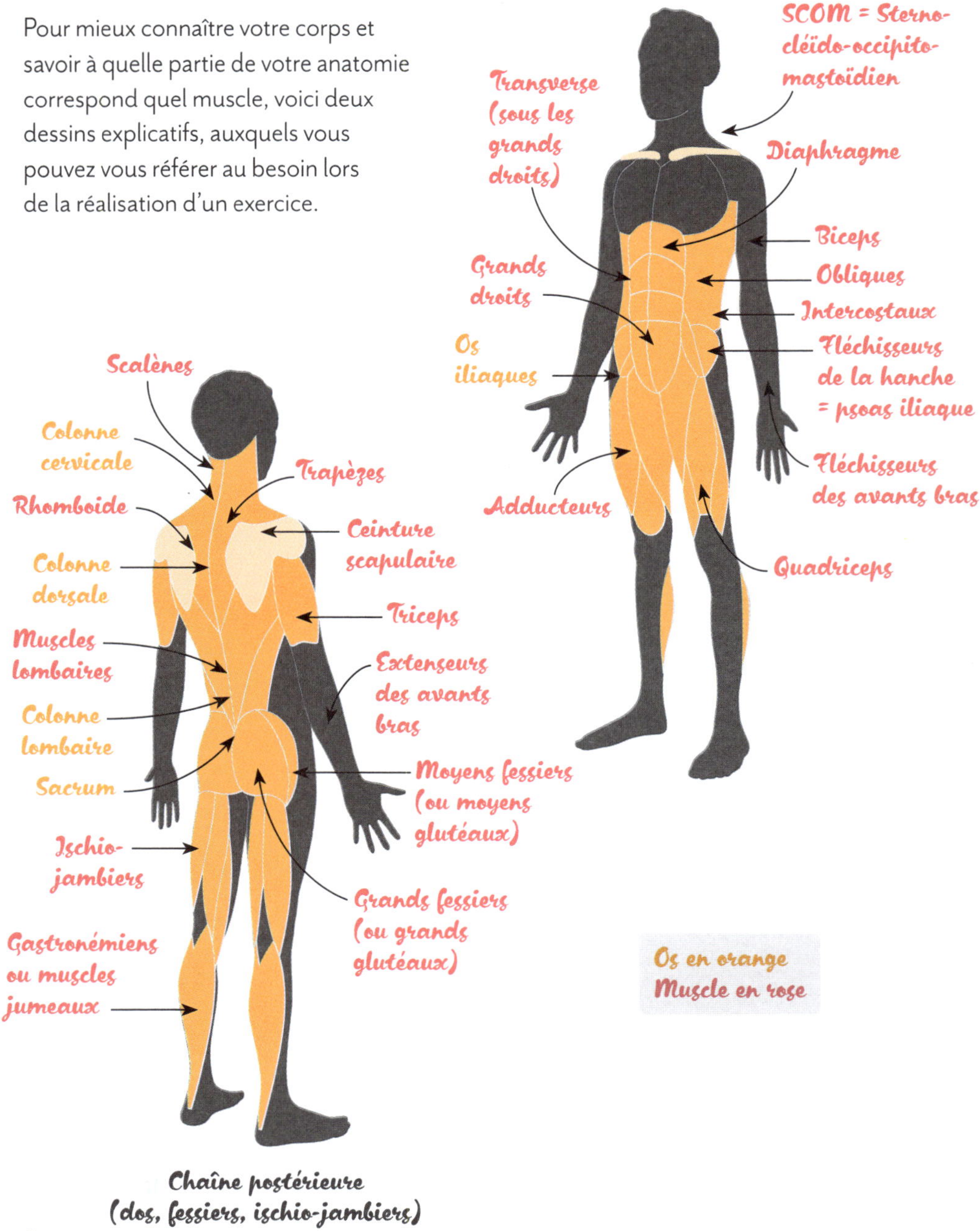

Chaîne postérieure (dos, fessiers, ischio-jambiers)

LES FONDAMENTAUX

SE TENIR DEBOUT

Notre manière de nous tenir debout a d'importantes répercussions sur notre corps. Une mauvaise posture entraîne des charges néfastes pour le dos, les épaules et les genoux avec, bien souvent, des douleurs à la clé. Une bonne posture de départ peut les soulager.

Lorsqu'on se tient debout, la position idéale consiste à maintenir un bon alignement entre la tête, le bassin et les pieds. Mais cette position est souvent difficile à maintenir, car le corps a naturellement tendance à se voûter. Pour y remédier, imaginez que vous êtes suspendu par un fil et qu'il vous tire légèrement vers le haut.

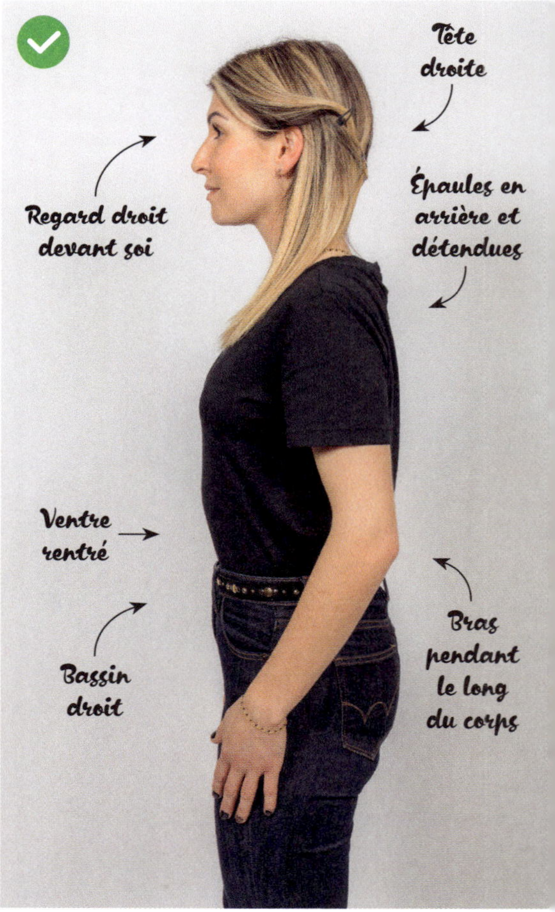

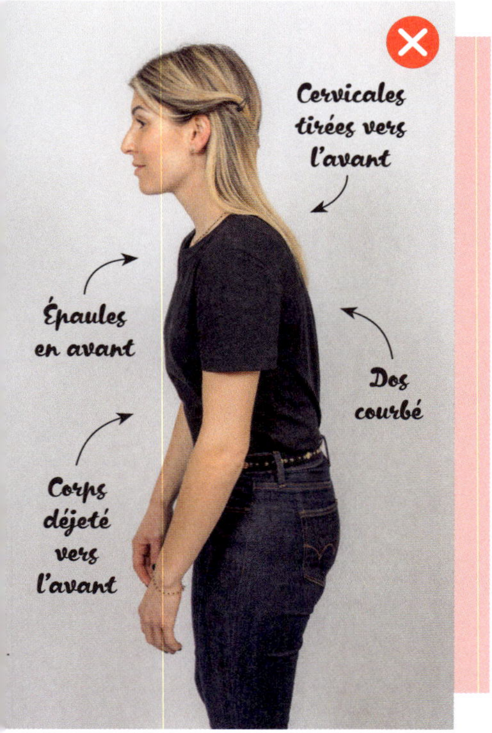

LA MARCHE

La tête

Un grand nombre d'entre nous pointent le menton vers l'avant alors qu'il faut plutôt le rentrer légèrement. Pour ce faire, imaginez un fil qui tire doucement votre tête vers le haut, de sorte que vos oreilles soient alignées avec vos épaules. Cette posture vous aidera à garder la colonne vertébrale droite et à mieux respirer en enlevant un peu de pression de votre diaphragme.

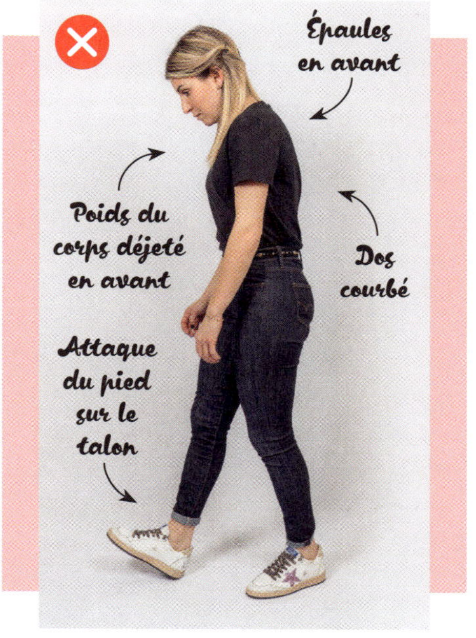

Les épaules et les bras

Détendez vos épaules comme si elles retombaient dans votre dos, et laissez vos bras pendre sans pression sur les côtés. Vos bras devraient commencer à se balancer en décrivant de petits arcs de cercle lorsque vous vous mettez en marche. Ce mouvement des bras est un accompagnement naturel de la marche. Pour conclure, gardez donc les épaules en arrière, mais détendues.

Le ventre

Engagez légèrement les muscles abdominaux pour garder votre ventre confortablement rentré. Cela soutient le bas de votre dos.

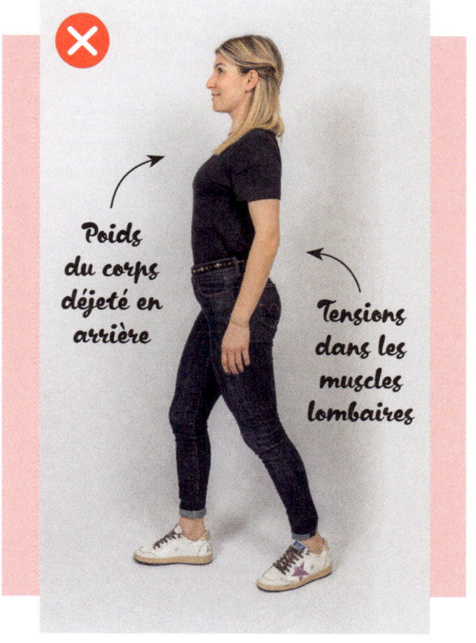

Les jambes

Un mouvement de marche efficace utilise presque tous les groupes de muscles qui se trouvent dans les jambes, pas seulement un. Pendant que vous marchez, visualisez la poussée de votre pied arrière, qui utilise les muscles de vos cuisses pour propulser le poids vers le talon de l'autre pied. Passez votre pied arrière vers l'avant, du talon vers les orteils, et finissez votre pas. Cela fait travailler les muscles de vos mollets ; servez-vous-en pour dérouler le pas, toujours à la même amplitude.

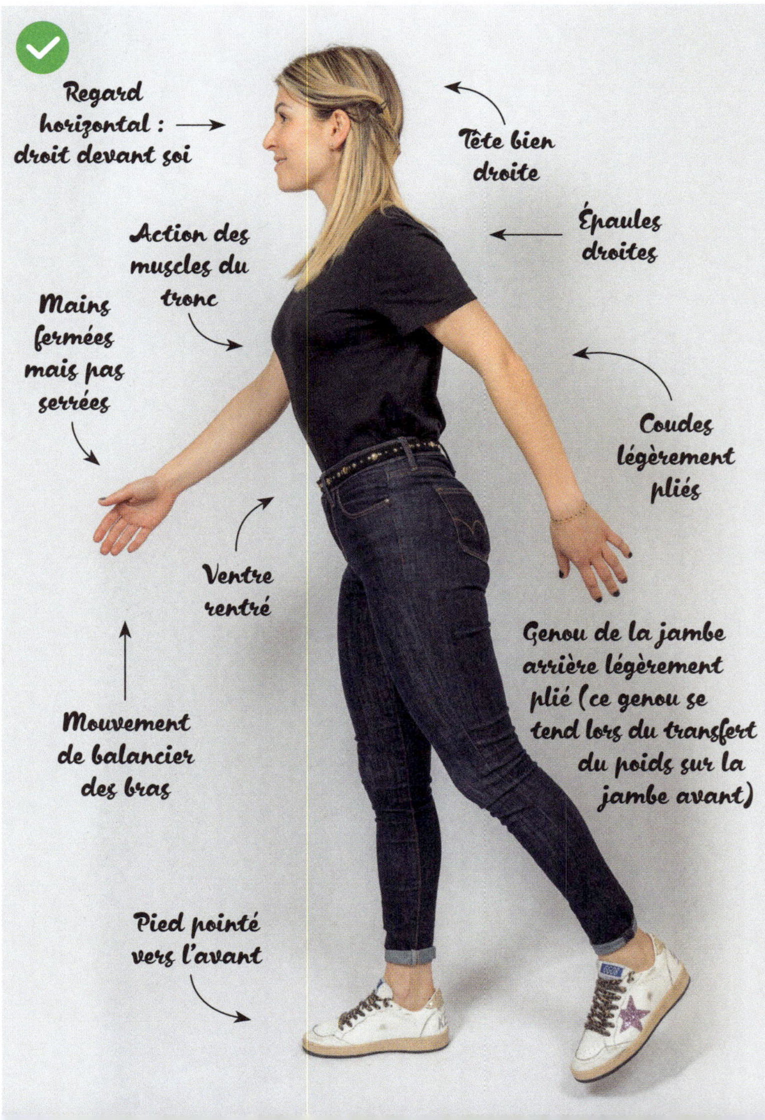

Regard horizontal : droit devant soi
Tête bien droite
Action des muscles du tronc
Épaules droites
Mains fermées mais pas serrées
Coudes légèrement pliés
Ventre rentré
Genou de la jambe arrière légèrement plié (ce genou se tend lors du transfert du poids sur la jambe avant)
Mouvement de balancier des bras
Pied pointé vers l'avant

À LA MAISON

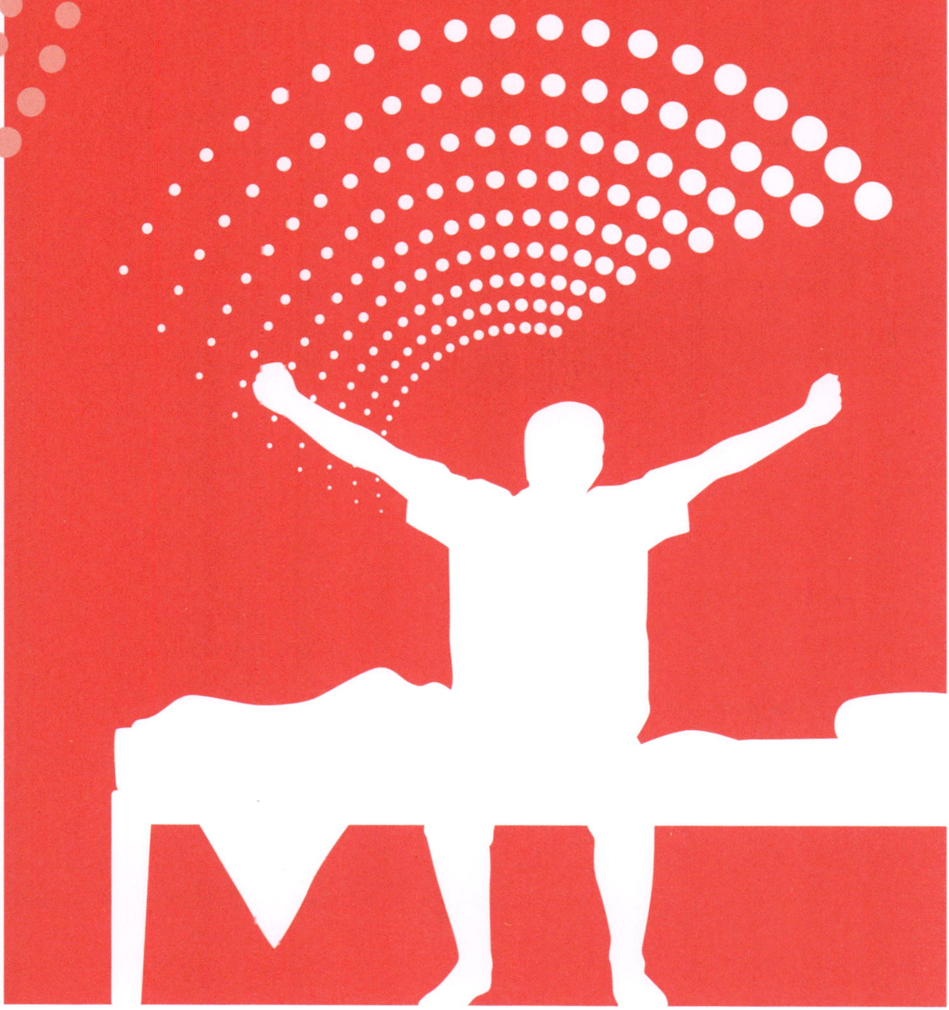

AU LIT

Sur le dos

La posture de sommeil est très importante pour rester en bonne santé. En effet, maintenir une mauvaise posture pendant plusieurs heures d'affilée peut engendrer des douleurs dès le matin au réveil (par exemple un torticolis).

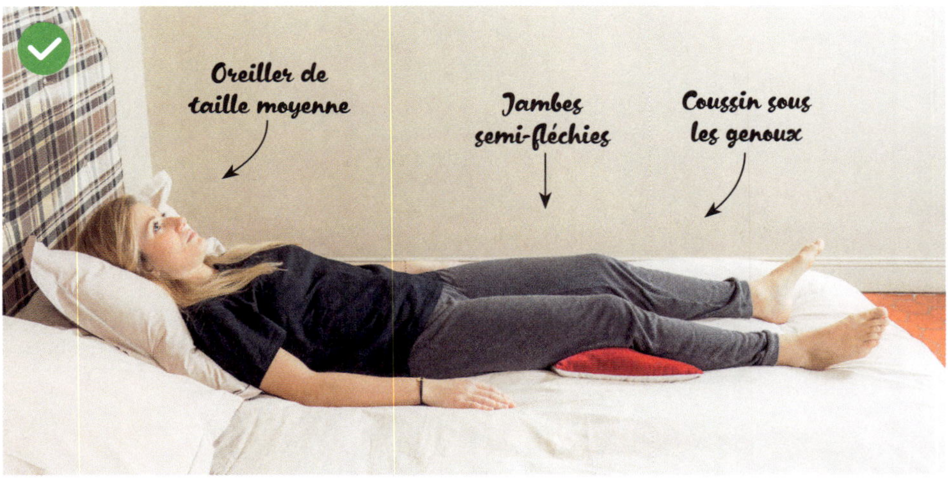

Pour se préserver en dormant, il est conseillé de s'allonger sur le dos, mais pas complètement à plat. Placez un coussin sous les genoux pour diminuer la cambrure du bas du dos. Cela permet de donner à la colonne un meilleur alignement et d'éviter les tensions. Utilisez un oreiller de manière à positionner la tête et le cou dans le prolongement de la colonne vertébrale.

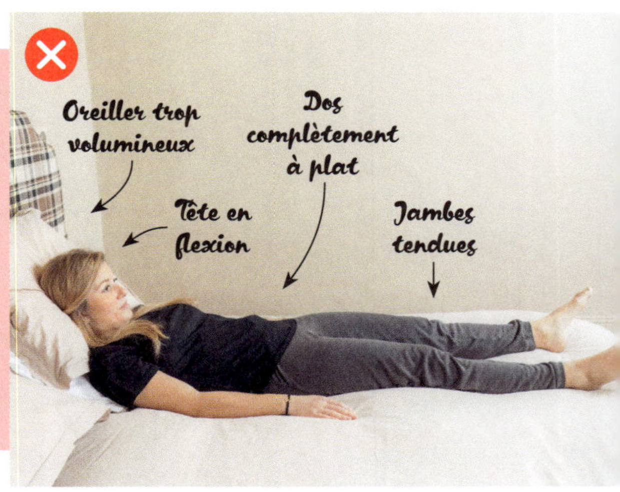

Sur le côté

Utilisez un oreiller de manière à positionner la tête et le cou dans le prolongement de la colonne vertébrale. Placez un coussin ferme entre les deux genoux avec les jambes légèrement repliées vers le buste (position dite « en chien de fusil ») : cela permet de réduire la pression sur la colonne vertébrale et le bassin. Assurez-vous que ce coussin s'étend de vos genoux à vos chevilles pour que ces derniers soient alignés. Vous pouvez utiliser un coussin carré ou rectangulaire.

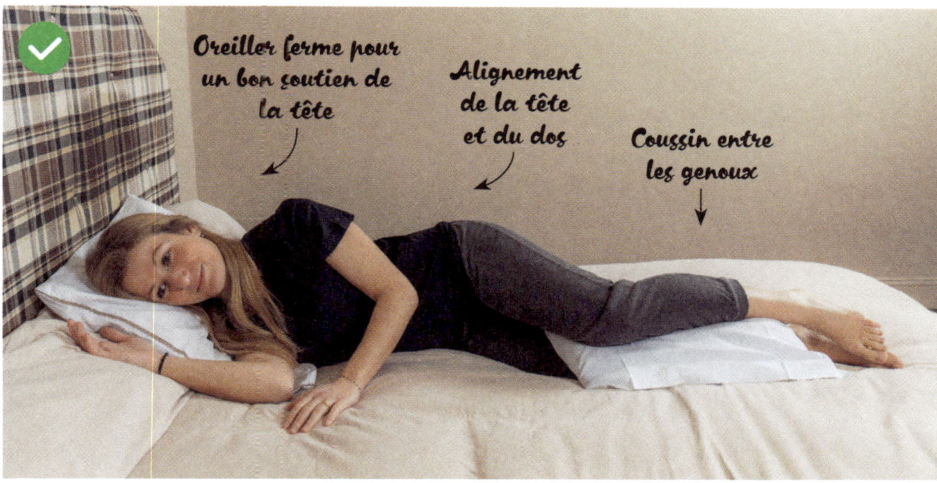
Oreiller ferme pour un bon soutien de la tête
Alignement de la tête et du dos
Coussin entre les genoux

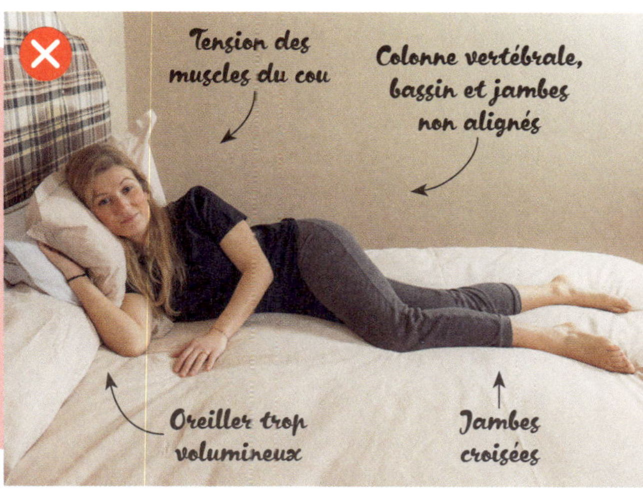

Astuce

Pour les personnes souffrant de reflux gastriques, privilégiez la position de sommeil sur le côté gauche. Cela permettra de les réduire et d'assurer la vidange de l'estomac.

Sur le ventre

La position sur le ventre n'est pas idéale, car le dos est cambré. C'est d'ailleurs la position la moins adéquate pour dormir.

Quand on s'allonge sur le ventre, la tête se tourne sur le côté : les vertèbres cervicales ne sont pas alignées. De plus, le fait de poser la tête ainsi sur un coussin trop volumineux favorise les torticolis et les problèmes de raideur de la nuque au réveil. Pour améliorer cette posture, placez un coussin assez plat sous la tête, de manière à limiter les contraintes sur les cervicales. Placez aussi un coussin souple sous le bas-ventre pour éviter que la colonne lombaire ne se creuse.

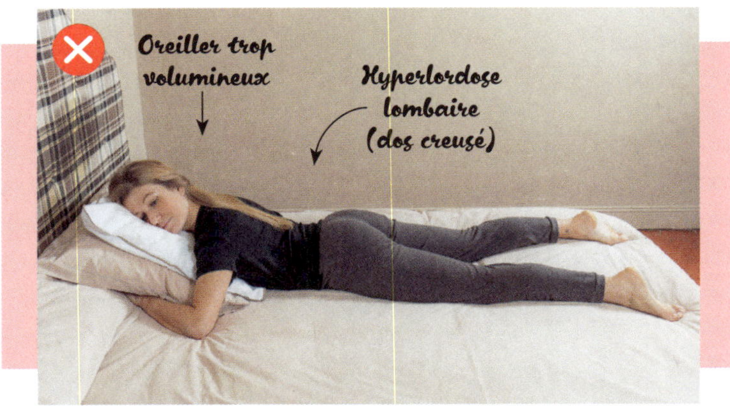

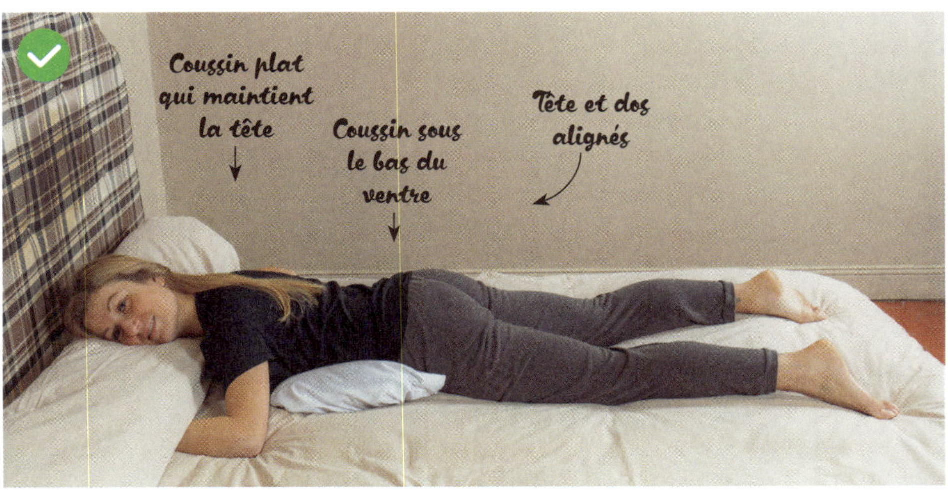

Pour la femme enceinte

La position « idéale », c'est celle dans laquelle la future maman souffre le moins de ses maux de grossesse, et notamment de ses douleurs au niveau du dos.

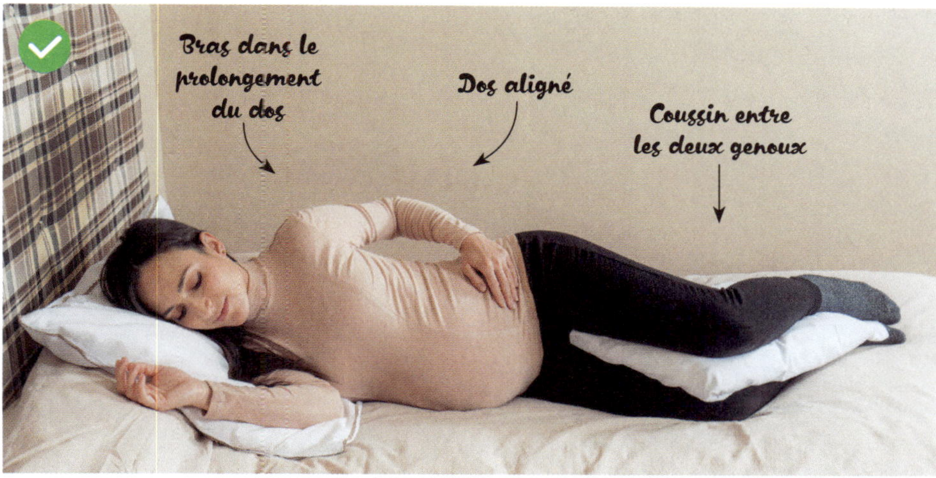

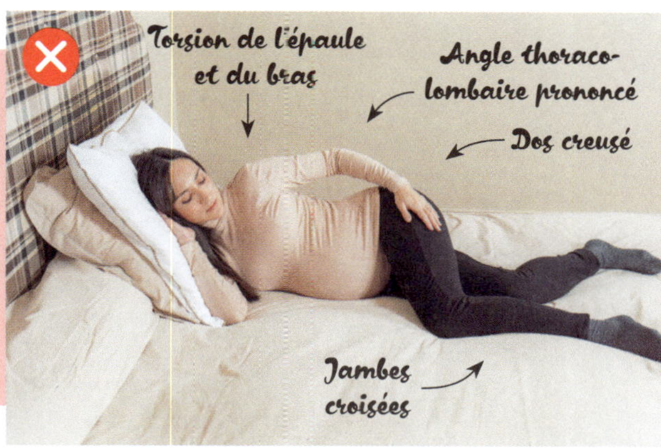

Astuce

Dormir sur le côté droit en fin de grossesse est susceptible d'appuyer sur votre veine cave inférieure, d'entraîner une hypotension maternelle et d'être source de malaise. Privilégiez donc la position de sommeil sur le côté gauche, car elle favorise une bonne circulation.

Placez un coussin entre les deux genoux pour réduire les douleurs lombaires liées à la prise de poids qui augmente la cambrure du dos. Ce coussin – par exemple un coussin d'allaitement – permet de réduire les tensions au niveau de vos articulations. Dans cette position, la colonne vertébrale est maintenue droite, ce qui évite de faire peser le poids d'une jambe sur l'autre. Servez-vous aussi d'un coussin pour supporter le poids du bras du dessous, de sorte que le thorax ne soit pas comprimé, et afin d'éviter une douleur d'épaule.

Comment se lever ?

Fin de la nuit, le réveil vient de sonner ! Il est temps de se lever, mais pas n'importe comment. Évitez de passer brutalement à la position assise. Vous êtes resté plusieurs heures allongé, votre corps a donc besoin d'une mise en route progressive.

Quelle que soit la position dans laquelle vous avez dormi, pour se relever le matin, il faut systématiquement passer par la posture de sommeil sur le côté (droit ou gauche). Installez-vous au bord de votre lit en vous aidant de l'appui de vos mains et de vos pieds. Pour changer de position, on utilise un point fixe, notre bassin, et un levier, nos jambes. Les hanches et les genoux fléchis à 90 degrés, amenez les jambes hors du lit. Le poids des jambes actionne le levier pour vous permettre de vous redresser. Il ne reste qu'à s'aider des bras pour se retrouver assis. Pendant le mouvement, la colonne vertébrale doit rester alignée. Pour vous relever de la position assise, basculez le poids du corps sur vos jambes en maintenant votre dos droit et poussez sur les cuisses pour vous mettre debout.

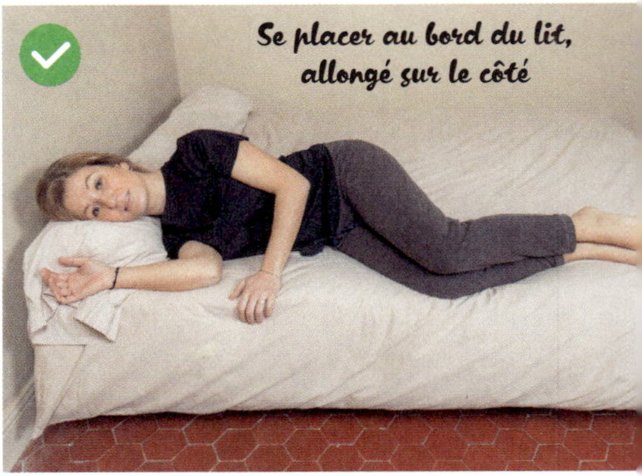
Se placer au bord du lit, allongé sur le côté

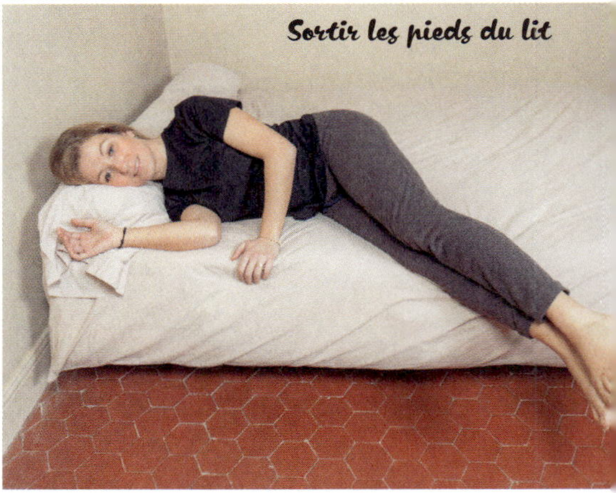
Sortir les pieds du lit

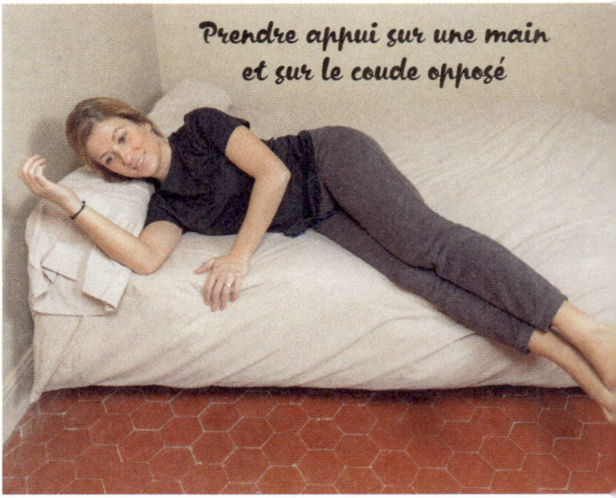
Prendre appui sur une main et sur le coude opposé

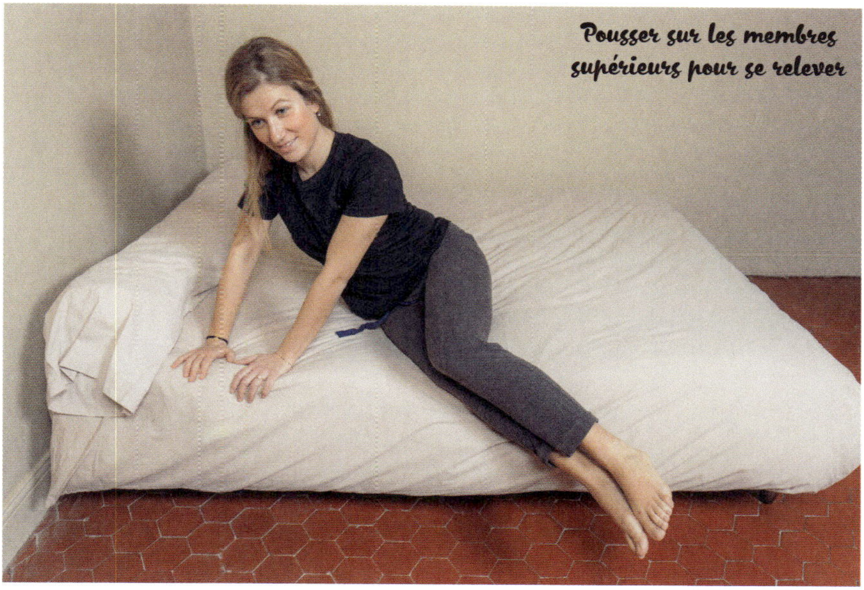
Pousser sur les membres
supérieurs pour se relever

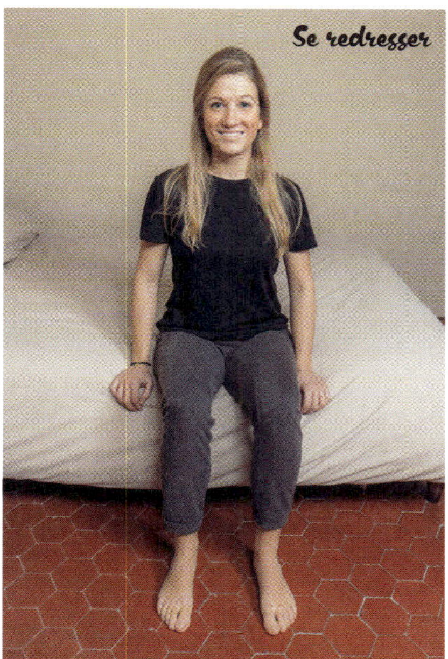
Se redresser

Le petit plus : comment se lever du bon pied ?

N'hésitez pas à prendre quelques minutes avant de vous relever pour étirer votre dos, les bras tendus au-dessus de la tête, tout doucement, sans à-coups, et en gardant les épaules basses. Inspirez profondément. Sur l'expiration, pliez les genoux, remettez les bras le long du corps. Tournez la tête de droite à gauche tout doucement pour réveiller les muscles du cou. Relevez-vous ensuite de la manière expliquée ci-contre.

SE VÊTIR

Enfiler son pantalon

Tous les gestes lorsqu'on s'habille peuvent être traumatisants pour le dos et source de douleurs vertébrales sur le long terme. Celles-ci peuvent être amplifiées le matin à froid.

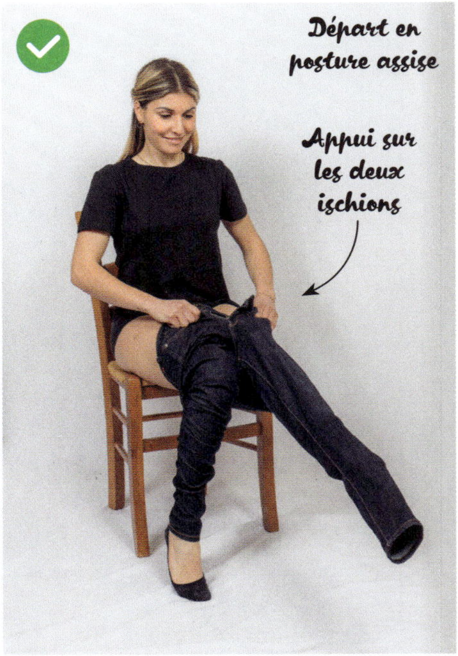

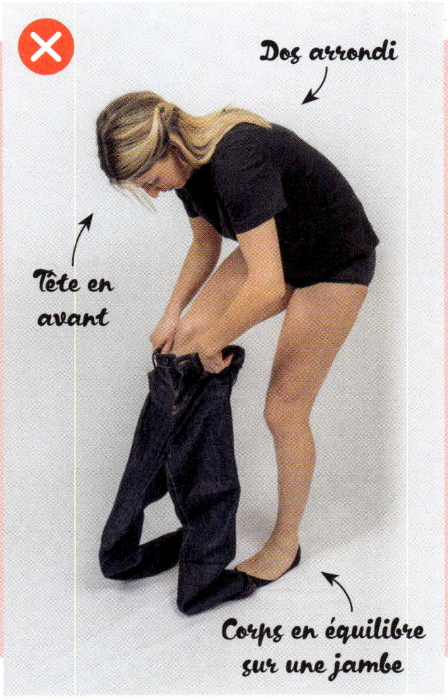

Asseyez-vous et levez une jambe à l'horizontale pour enfiler votre pantalon ou vos chaussettes. Réalisez le mouvement une jambe après l'autre. Une fois les deux jambes enfilées, prenez appui sur vos cuisses pour vous relever avec le dos droit. Une fois debout, remontez votre pantalon à votre taille. Fléchissez un genou en le ramenant vers votre buste et non le buste en direction du genou. Prenez quelques précautions en évitant les mouvements brusques !

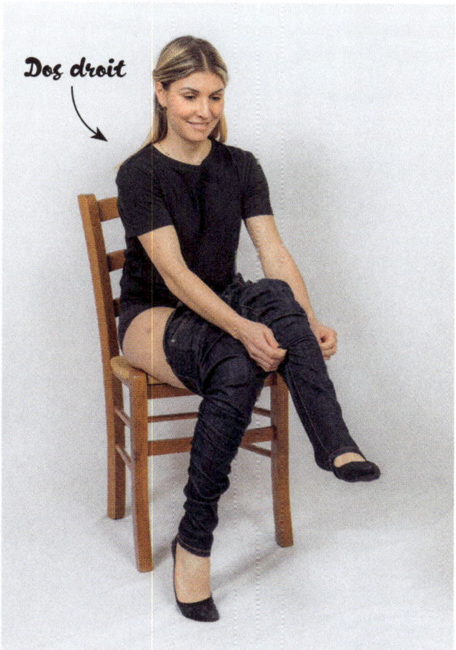
Dos droit

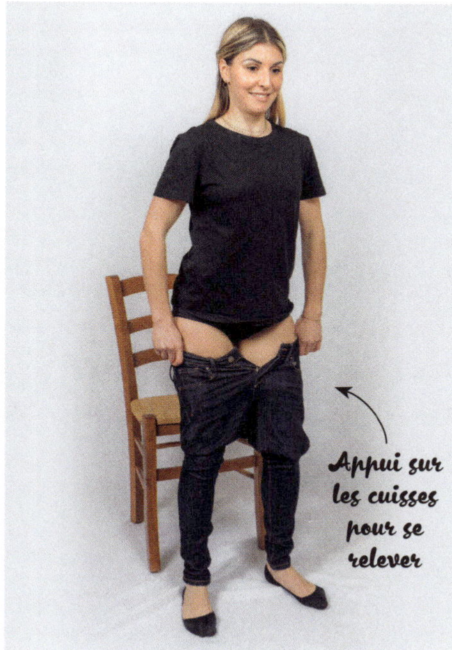
Appui sur
les cuisses
pour se
relever

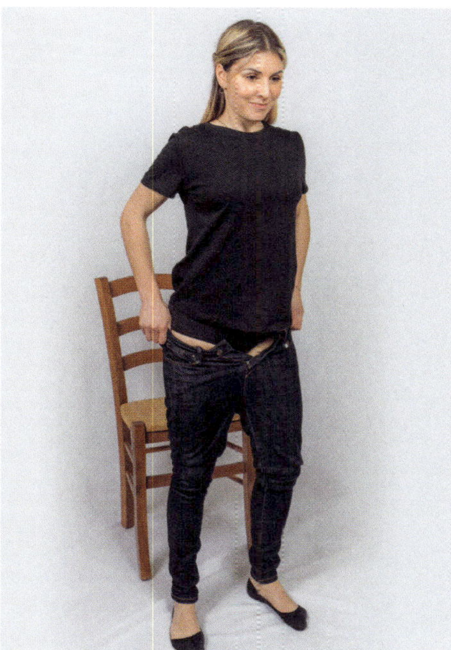

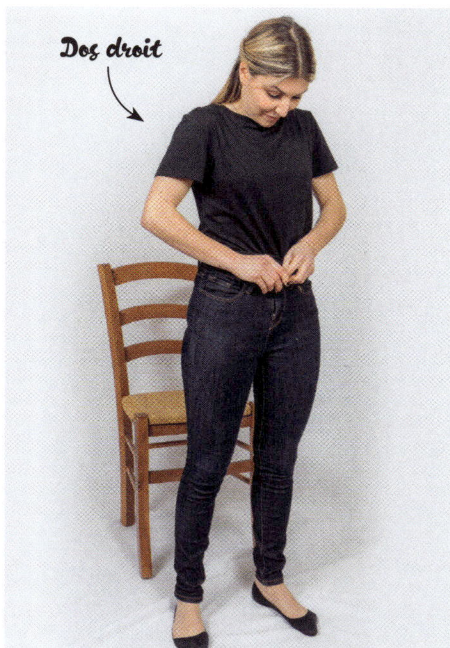
Dos droit

Faire ses lacets

Accroupissez-vous en mettant une jambe en flexion en avant, tout en répartissant le poids du corps sur vos deux jambes. Vous pouvez aussi utiliser une chaise ou un autre support permettant de poser le pied à une hauteur accessible, pour éviter toute contrainte sur votre dos.

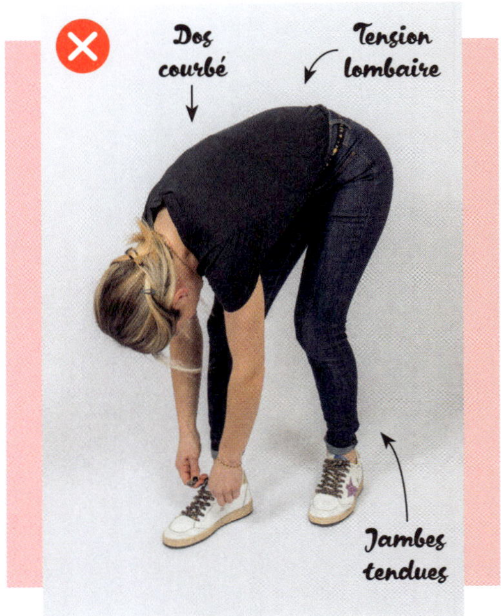

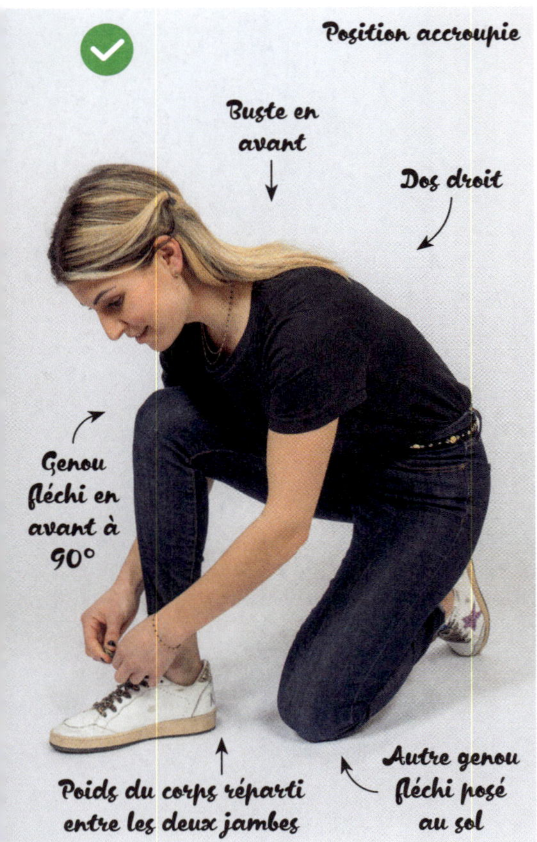

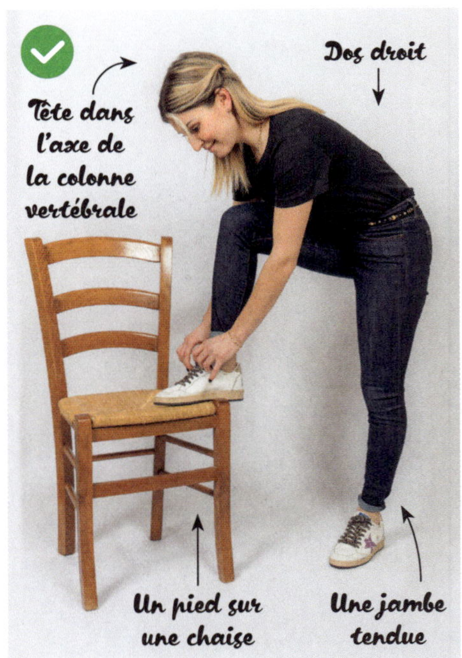

LA CUISINE

Pour cuisiner

Utilisez un plan de travail à la bonne hauteur pour laisser vos bras et vos épaules en position « neutre » tout en gardant les coudes le plus près du corps. Vous éviterez ainsi les douleurs aux épaules et aux coudes liées aux mouvements répétitifs adoptés en cuisine. Cuisinez le dos droit et rentrez légèrement le ventre de manière à éviter une cambrure du dos trop prononcée. Écartez les jambes pour stabiliser vos appuis.

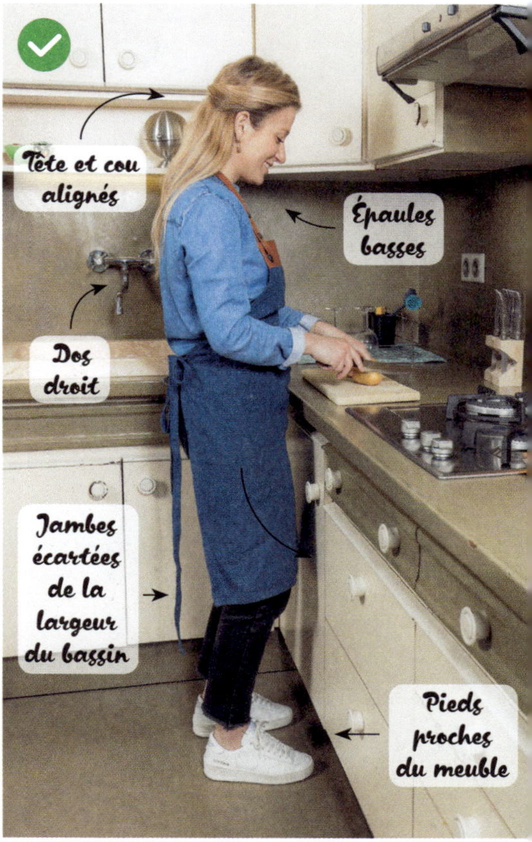

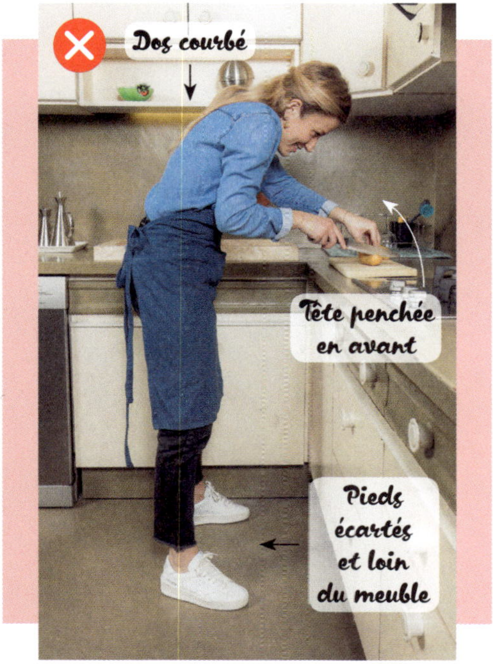

Astuce

Vous pouvez utiliser un marchepied ou une estrade si votre comptoir de cuisine est trop haut pour vous. En revanche, si votre plan de travail est trop bas, privilégiez la position assise ou écartez les jambes afin d'être à la bonne hauteur. Prenez des pauses et changez de position fréquemment (assis/debout) pour maintenir vos articulations en mouvement.

Manger à table

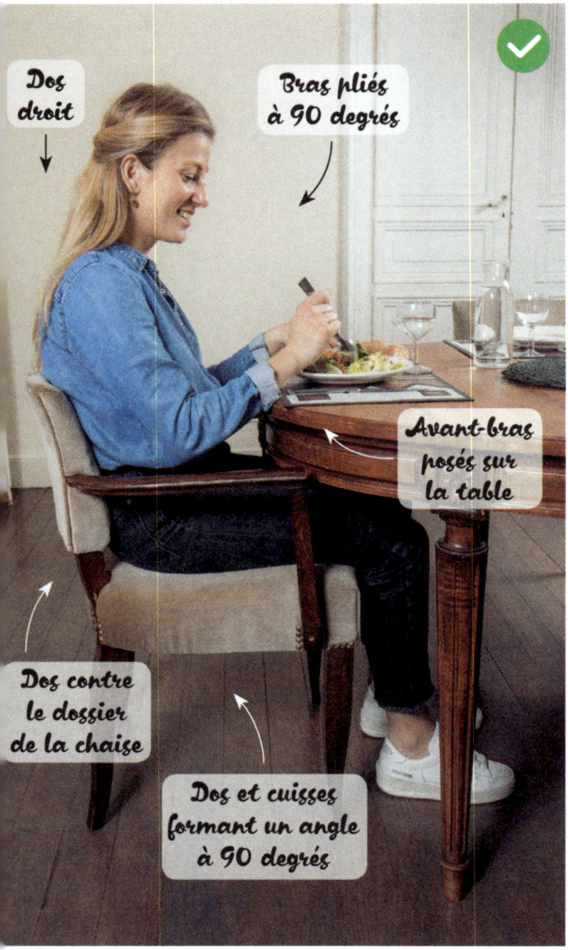

Pour être bien installé à table pour manger, commencez par vous asseoir au fond de votre chaise, puis redressez-vous et basculez votre bassin en arrière de manière à bien vous positionner sur vos ischions. De cette façon, la colonne vertébrale est alignée. Les genoux doivent être au même niveau que votre bassin, et les pieds bien à plat sur le sol. Relâchez vos épaules. Vos coudes doivent être positionnés à 90 degrés et vos avant-bras posés sur la table.

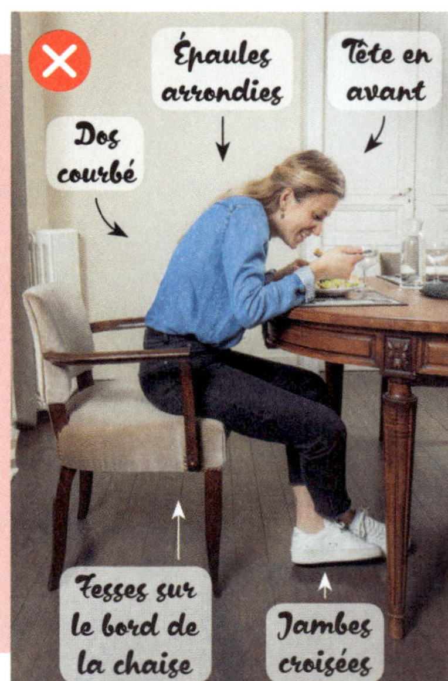

Astuce

Ce sont les aliments qui montent jusqu'à votre bouche, pas le contraire. Restez bien droit, ne descendez pas « chercher » les aliments.

Comment manger sur une table basse ?

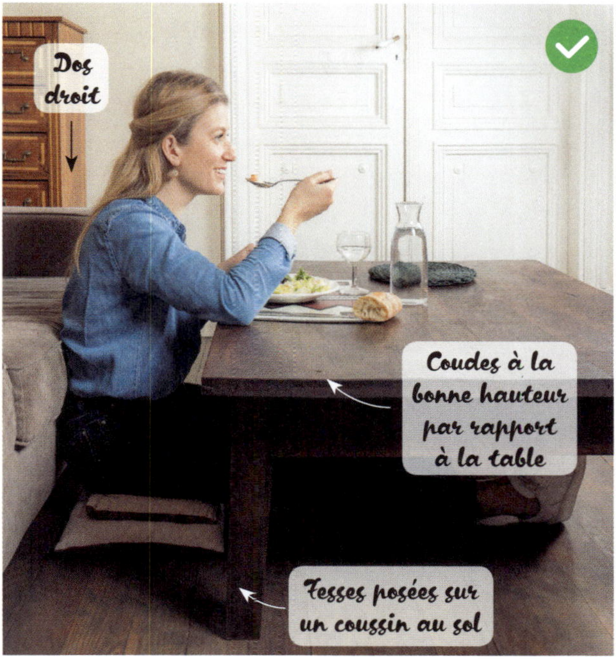
Dos droit
Coudes à la bonne hauteur par rapport à la table
Fesses posées sur un coussin au sol

Manger sur une table basse est déconseillé, car la position du dos, fléchi en avant pour se baisser, crée un appui sur l'estomac, ce qui est mauvais pour la digestion. Si vous n'avez pas le choix, asseyez-vous directement au sol avec un coussin sous les fesses, pour rehausser le bassin. De cette façon, la table basse est à votre niveau et vous pouvez manger le dos droit.

Le petit plus

Manger recroquevillé comprime souvent l'estomac et peut engendrer des troubles de la digestion. Voilà pourquoi manger le dos droit est primordial.

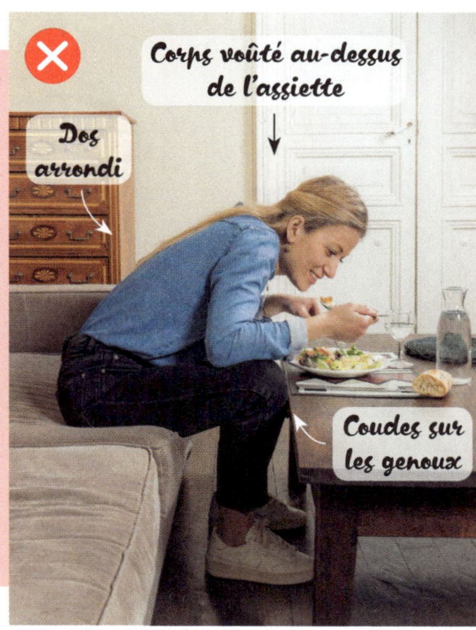
Corps voûté au-dessus de l'assiette
Dos arrondi
Coudes sur les genoux

Faire la vaisselle

L'appui antérieur consiste à utiliser une sorte de béquille qui soulage votre dos et améliore votre stabilité. Pour cela, placez par exemple un petit coussin ou une serviette pliée sur le meuble de votre évier pour maintenir votre corps. Si votre meuble le permet, vous pouvez aussi l'ouvrir et prendre appui avec une jambe en fente avant. Si vous n'avez pas de coussin ou de meuble pour prendre votre appui, écartez vos deux jambes et basculez votre poids du corps alternativement sur l'une puis sur l'autre.

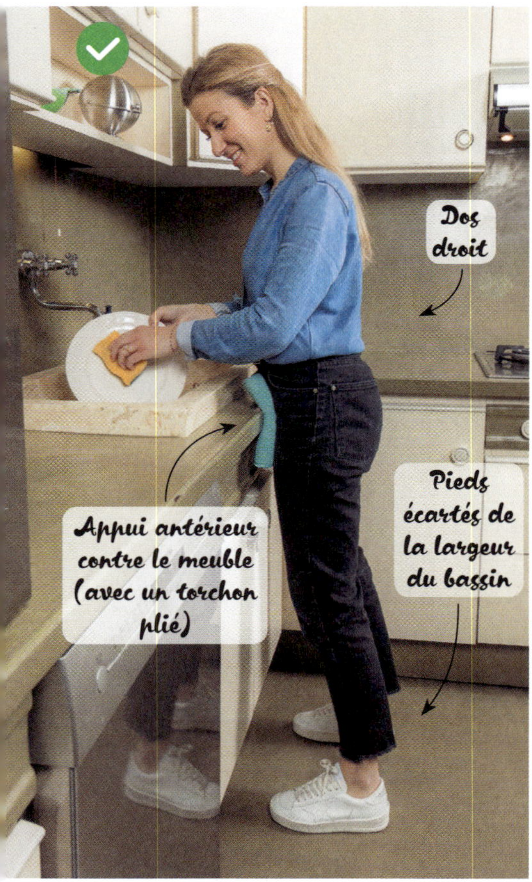

Astuce

Faire la vaisselle suppose une position debout prolongée. Pour vous aider dans cette activité, rentrez le ventre et gainez les abdominaux. Ainsi, cette posture sera beaucoup plus facile à supporter au quotidien.

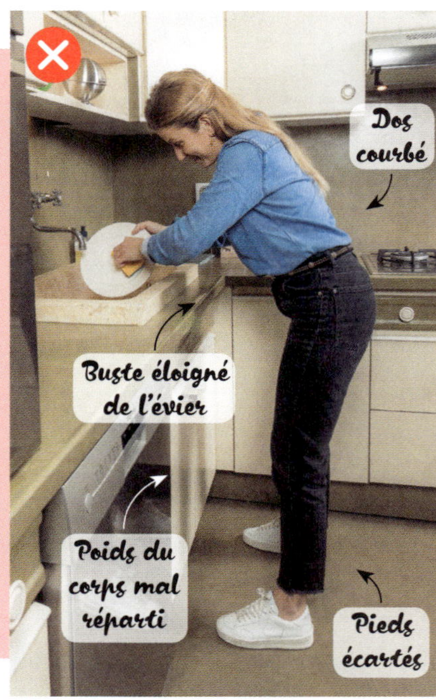

Regarder la télévision

Les postures assises avec un mauvaise alignement tête-cou-dos sont à bannir. En effet, ces postures assises maintenues sur de longues périodes créent des torsions du dos et des tensions articulaires importantes, qui peuvent engendrer des déséquilibres posturaux et de la douleur.

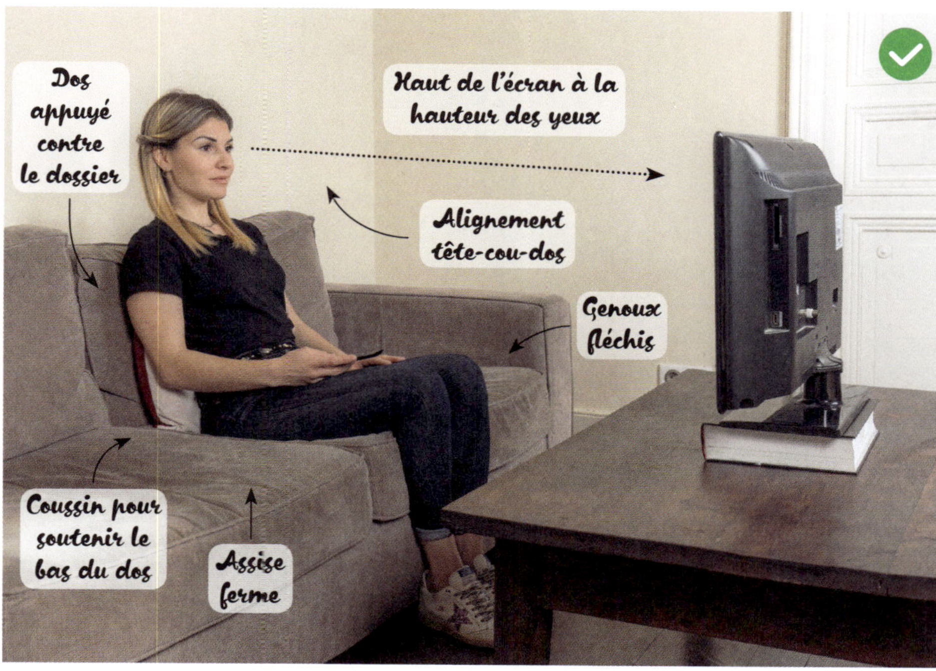

La règle la plus importante pour éviter de vous faire mal au dos et/ou au cou est d'éviter les torsions tenues pendant une longue période. Évitez de vous asseoir avachi. Dans cette posture, la colonne vertébrale se trouve en flexion maximale. Ainsi, vos disques intervertébraux subissent un stress important et, à long terme, ils pourraient se détériorer et vous faire souffrir. Asseyez-vous franchement sur les fesses et bien adossé au fond de votre fauteuil ou de votre canapé, de sorte que votre colonne vertébrale soit droite. Votre dos est confortablement appuyé contre le dossier, ce qui permet de préserver la lordose lombaire (creux du bas du dos) et de conserver le bassin dans une position neutre.

Vous pouvez ajouter une serviette roulée ou un petit coussin dans le bas de votre dos pour préserver cette zone. Assurez-vous que l'écran de votre téléviseur ou de votre ordinateur portable soit suffisamment haut pour que vous n'ayez pas à fléchir la tête vers le bas ou vers le haut en regardant. Une posture molle et affaissée pourra entraîner des douleurs dans le dos et le cou.

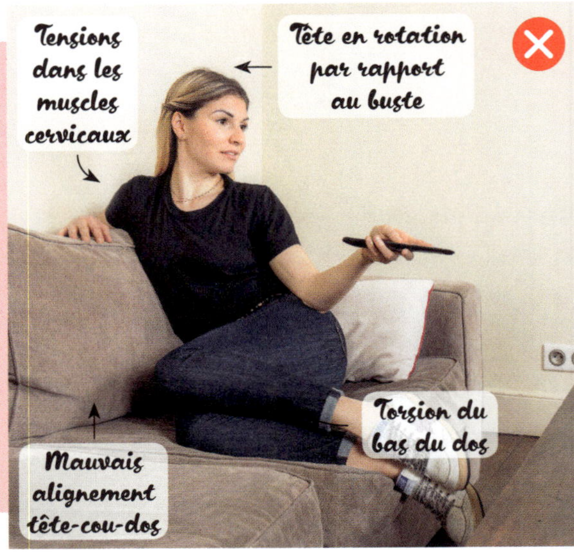

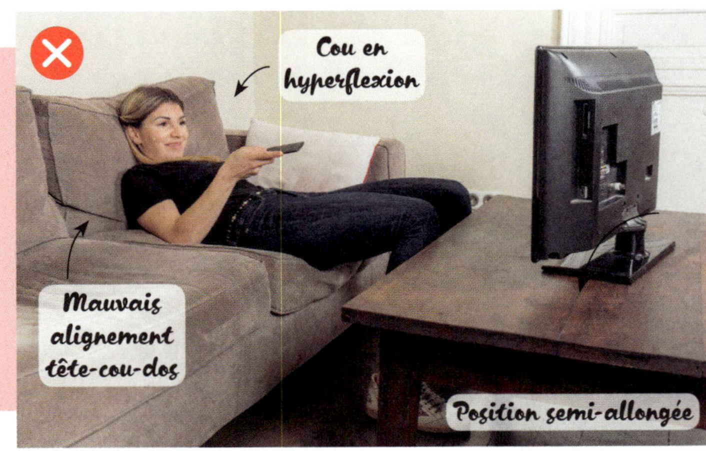

Dans le lit

Regarder la télévision depuis son lit peut avoir des conséquences négatives sur la santé. Le fait de rester couché sur le dos avec le cou en flexion crée des tensions importantes dans les muscles extenseurs du cou qui s'attachent entre les omoplates et à la base du crâne. Cette posture peut ainsi entraîner des maux de tête et des raideurs dorsales. Il est donc préférable de s'asseoir dans le lit plutôt que de rester en position couchée en redressant la tête ; c'est beaucoup moins stressant pour le cou. Prévoyez également un support pour votre dos en plaçant des oreillers derrière vous de façon à rester bien droit.

Lire un livre ou surfer sur la tablette

Pour une séance de lecture agréable, la meilleure option consiste à s'installer dans un fauteuil.

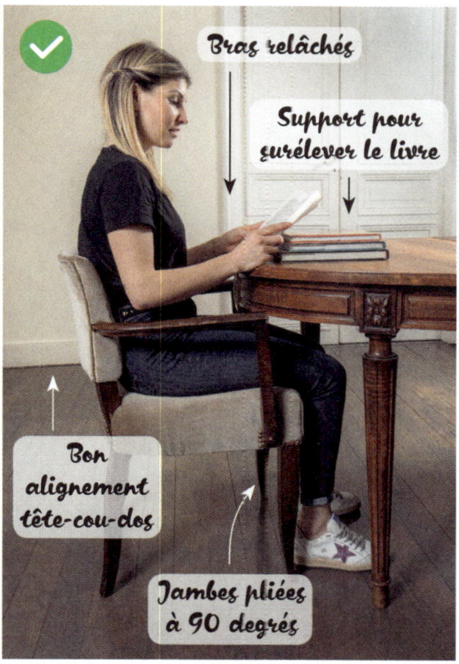

Évitez toutes les postures qui vous conduisent à avoir le cou en flexion prononcée. Cela augmente le poids de la tête pour votre cou, c'est-à-dire que vos muscles doivent travailler très fort pour soutenir le poids de votre tête. Cela ajoute également une tension sur vos disques intervertébraux du cou. Pour éviter d'avoir à pencher le cou, pensez à utiliser un coussin de lecture. En plus d'épargner votre nuque, celui-ci libèrera vos bras d'un poids. Veillez à amener le livre à vous, et non pas à vous pencher vers le support de lecture.

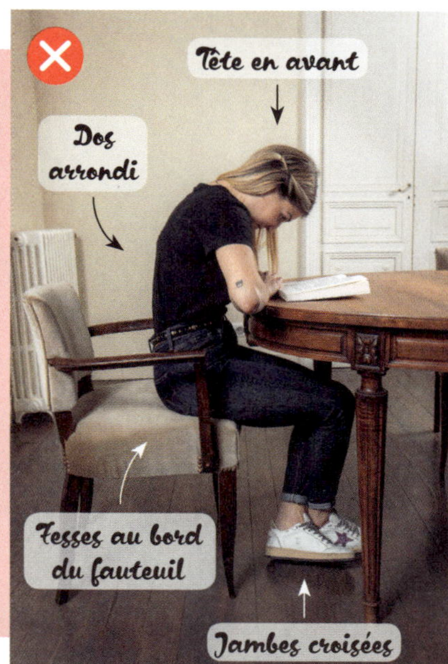

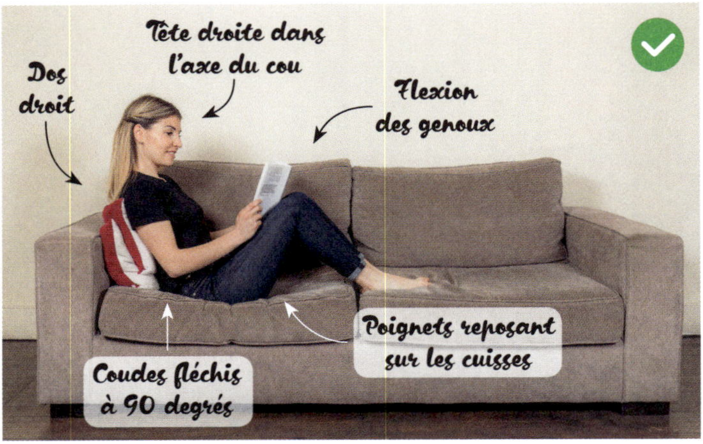
Tête droite dans l'axe du cou
Dos droit
Flexion des genoux
Poignets reposant sur les cuisses
Coudes fléchis à 90 degrés

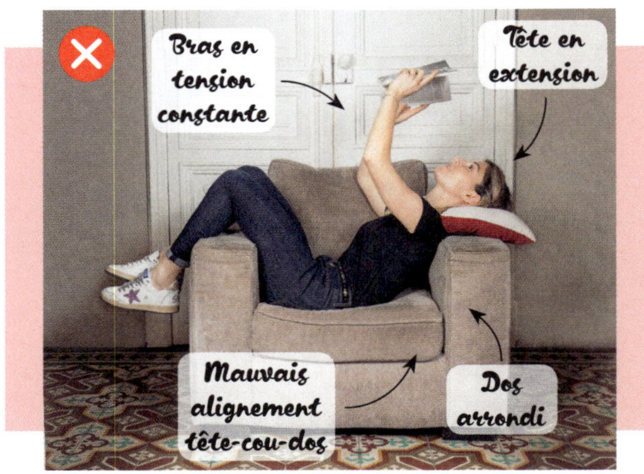
Bras en tension constante
Tête en extension
Mauvais alignement tête-cou-dos
Dos arrondi

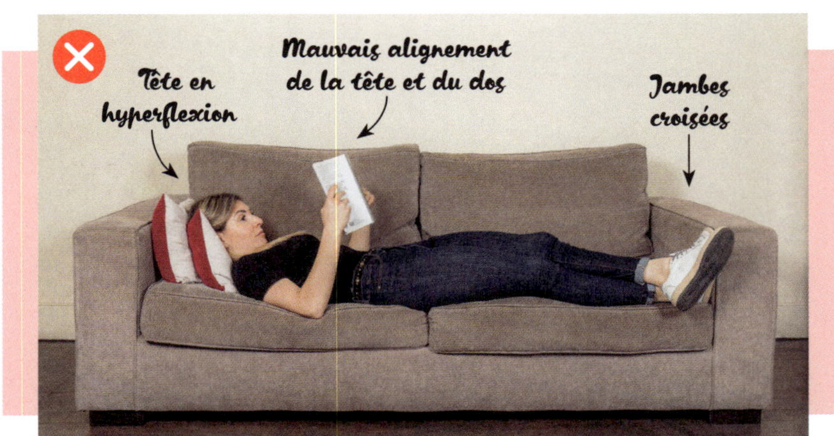
Tête en hyperflexion
Mauvais alignement de la tête et du dos
Jambes croisées

Surfer sur la tablette

Pour lire ou surfer sur une tablette sans vous fatiguer les épaules, placez les coudes en appui contre le thorax, voire interposez un coussin entre le thorax et les coudes, plutôt que de garder les bras en l'air. L'ajout de coussins (ou autre objet) surélève le livre et permet ainsi de garder la tête droite, sans soutenir le poids du livre avec vos bras. Avec la tête droite, il est plus facile de préserver votre lordose lombaire physiologique.

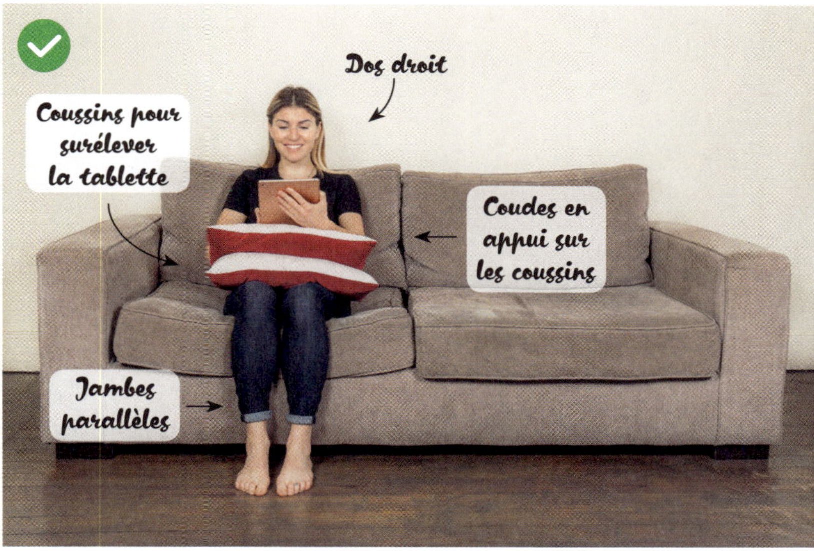

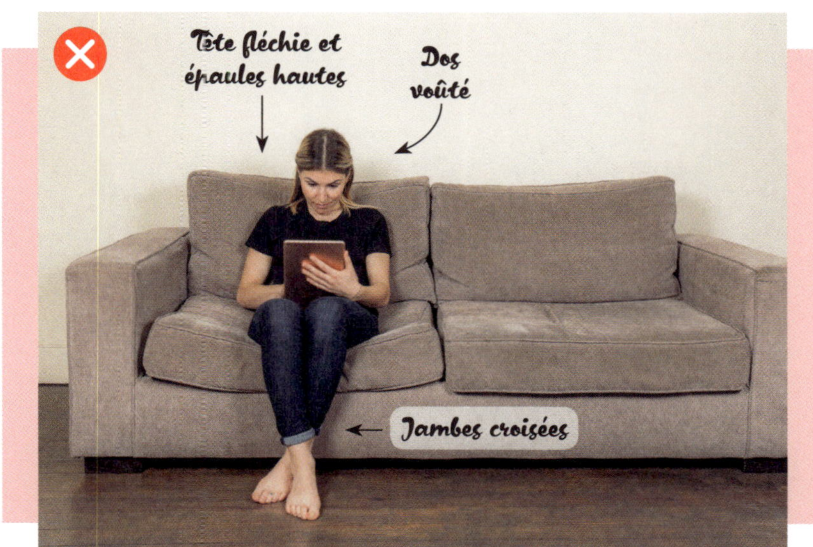

Se relever du fauteuil ou du canapé

Il est conseillé de ne pas dépasser 45 minutes dans la position assise. Il est donc temps de se relever !

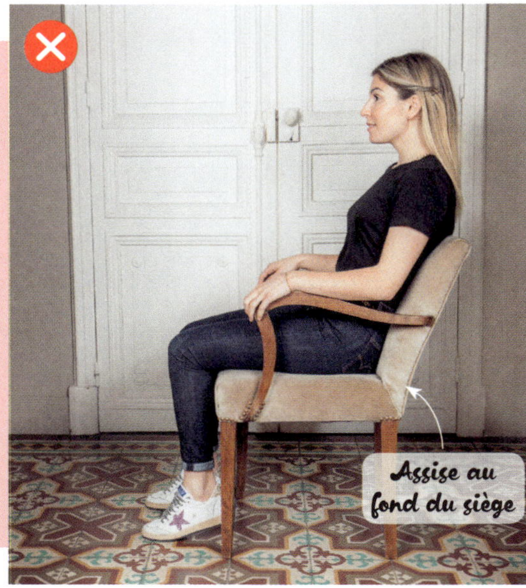

Assise au fond du siège

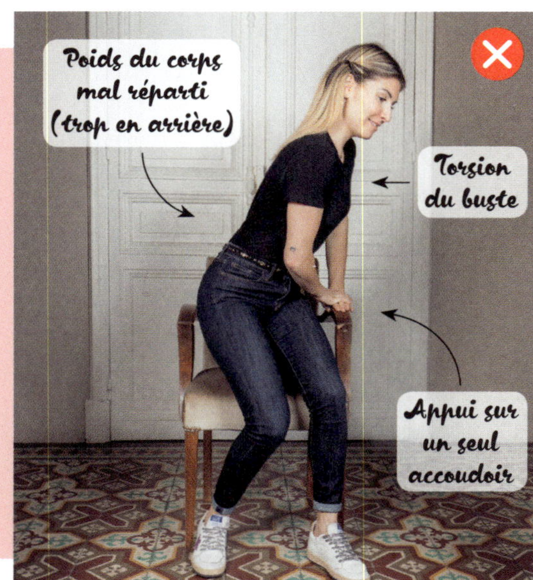

Poids du corps mal réparti (trop en arrière)
Torsion du buste
Appui sur un seul accoudoir

Pour le faire de façon sécurisée, avancez-vous délicatement dans votre fauteuil pour ne pas rester au fond de l'assise. Ainsi, vous réduirez davantage la pression affectée au bas de votre dos. Posez vos deux pieds au sol, écartés de la largeur du bassin, et saisissez les accoudoirs pour y prendre appui et vous lever facilement. Agrippez bien les deux accoudoirs. Ne les lâchez pas avant d'être parfaitement stabilisé sur vos jambes.

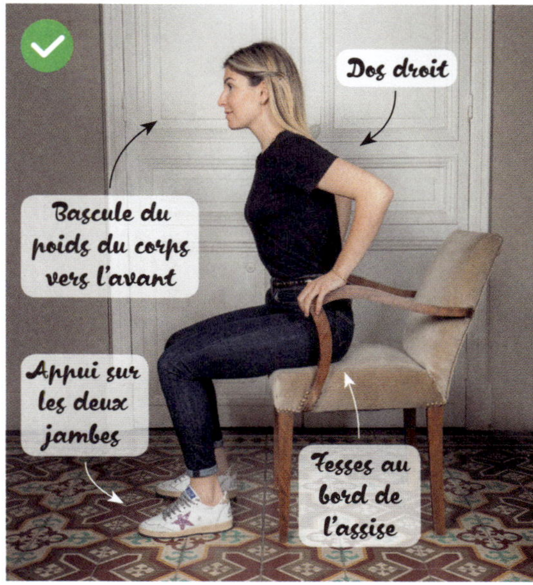

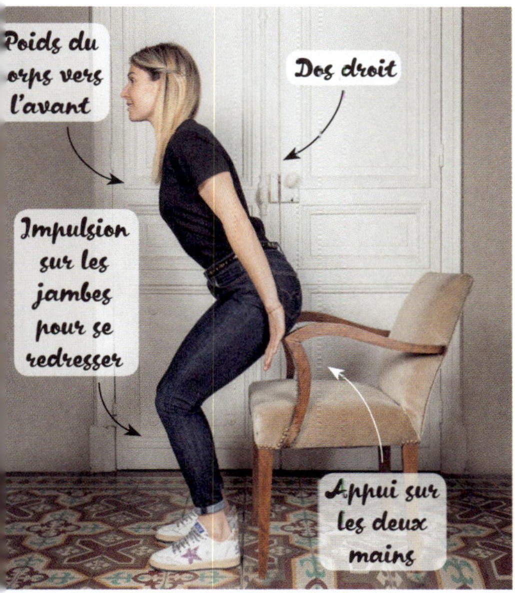
Poids du corps vers l'avant
Dos droit
Impulsion sur les jambes pour se redresser
Appui sur les deux mains

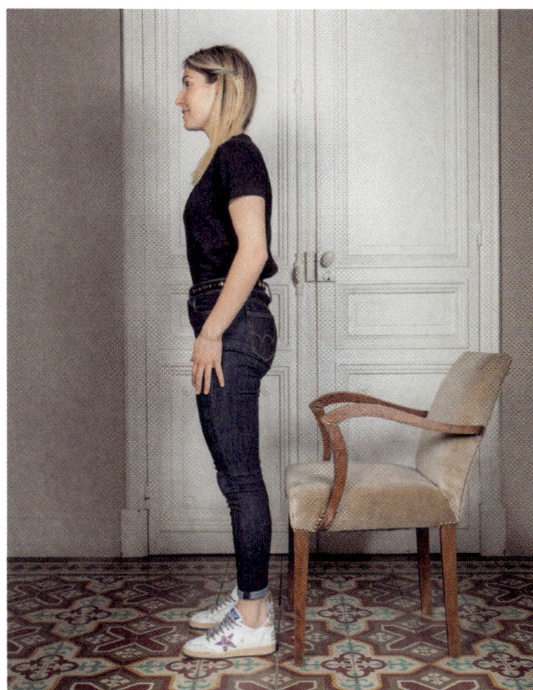

Avec une chaise sans accoudoirs, continuez de tenir l'assise pour avoir une légère impulsion au moment de vous lever. N'essayez pas de vous relever avec une seule main. Ne saisir qu'un accoudoir déforme votre position et pourrait vous déstabiliser. Le poids de votre corps est mal réparti, ce qui favorise les torsions musculaires.

LES TÂCHES MÉNAGÈRES

Vider le lave-vaisselle

Accroupissez-vous en gardant le dos droit, tirez le rail du bas. Commencez à vider le contenu du lave-vaisselle en le posant sur la porte. Déposez ensuite la vaisselle et le panier à couverts sur le dessus de la machine ou sur votre plan de travail. N'oubliez pas de pousser sur vos cuisses pour vous redresser, en restant toujours droit, afin de ne pas forcer dans votre dos. Procédez de même avec le panier du haut. Enfin, pour ranger votre vaisselle dans les meubles du bas, placez un genou à terre (voir photo ci-contre). Pour vous relever, poussez sur vos cuisses.

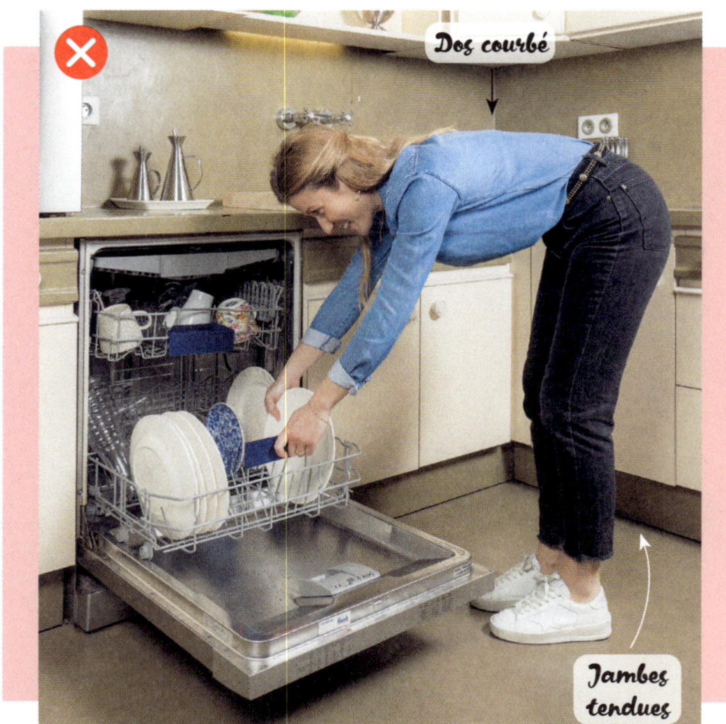

- *Remarque* : c'est la même procédure pour vider le lave-linge.
- *À éviter* : se baisser plusieurs fois d'affilée sans plier les jambes !

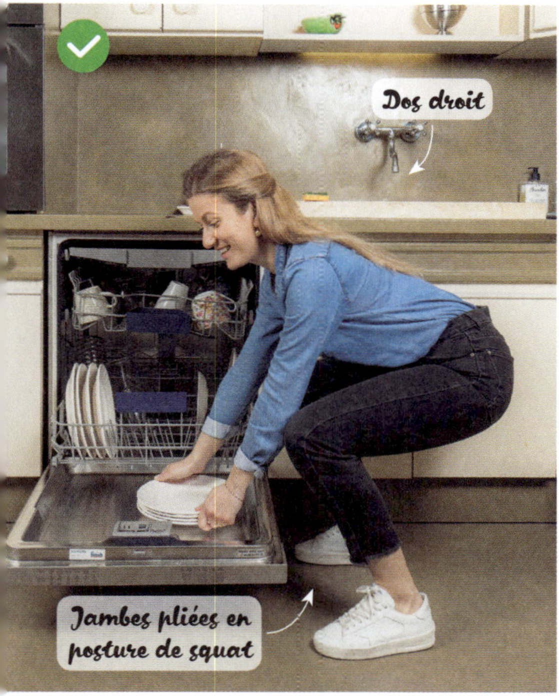

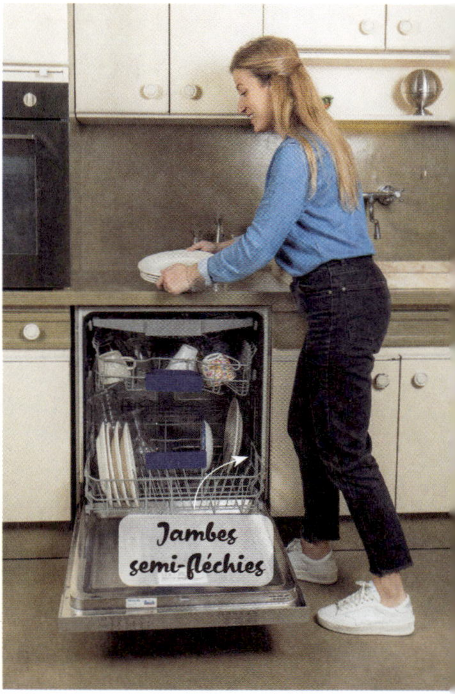

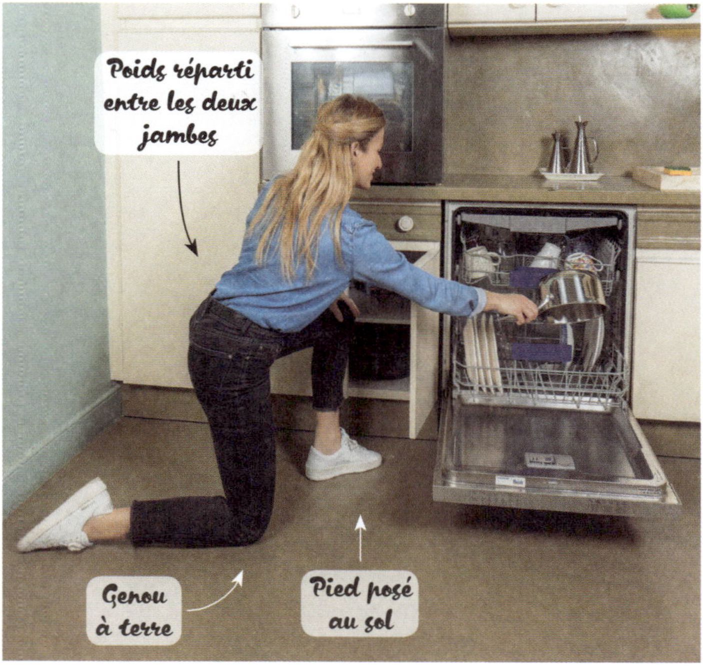

Astuce

Videz le lave-vaisselle petit à petit, pour ne pas avoir à porter des charges trop lourdes d'un seul coup.

Repasser

Les tables à repasser ont un énorme avantage : elles sont à hauteur variable. Vous pouvez donc régler la hauteur en fonction de votre taille. L'idéal est en général de mettre la table à la hauteur du bassin.

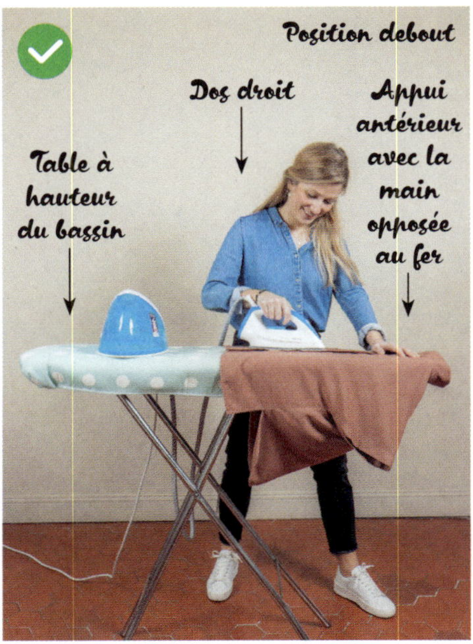

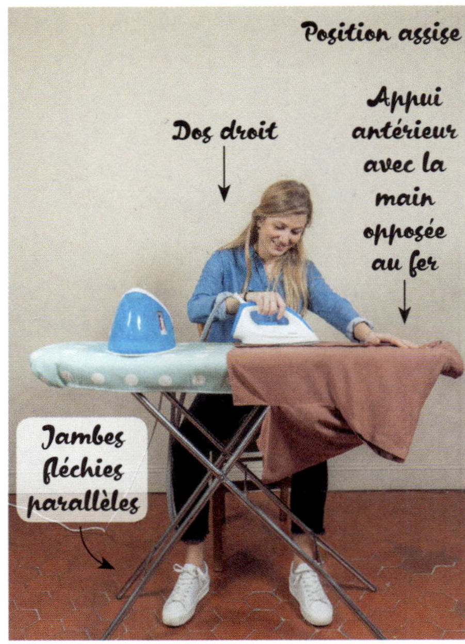

Pour la posture debout, prenez un appui antérieur avec votre main opposée au fer, afin de stabiliser vos appuis. Gardez le dos droit et fléchissez les jambes si nécessaire pour soulager les tensions dans le bas du dos. Repasser peut prendre un certain temps, alors n'hésitez pas à alterner la position assise avec la table en position basse et la position debout avec la table au niveau de votre taille.

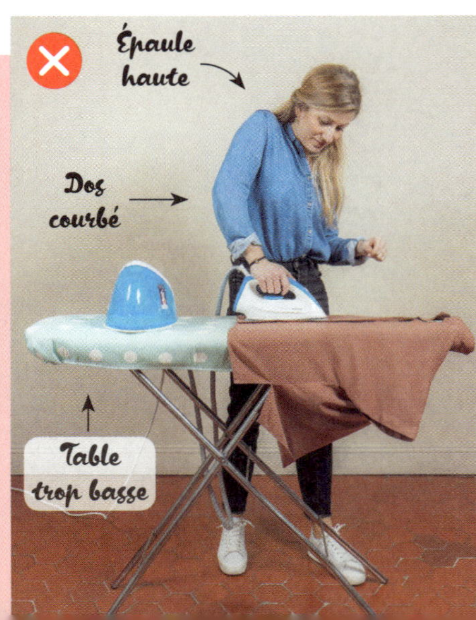

Faire le lit

Faire son lit est un geste de tous les jours. Voilà pourquoi il faut être très prudent sur les postures à adopter.

Positionnez-vous avec un genou au sol, en position du « chevalier servant ». Le dos est droit. Répartissez votre poids du corps entre vos deux jambes pour une meilleure stabilité. Pour vous relever, prenez appui avec vos deux mains sur le genou avant, penchez-vous vers le pied avant et poussez sur votre pied arrière.

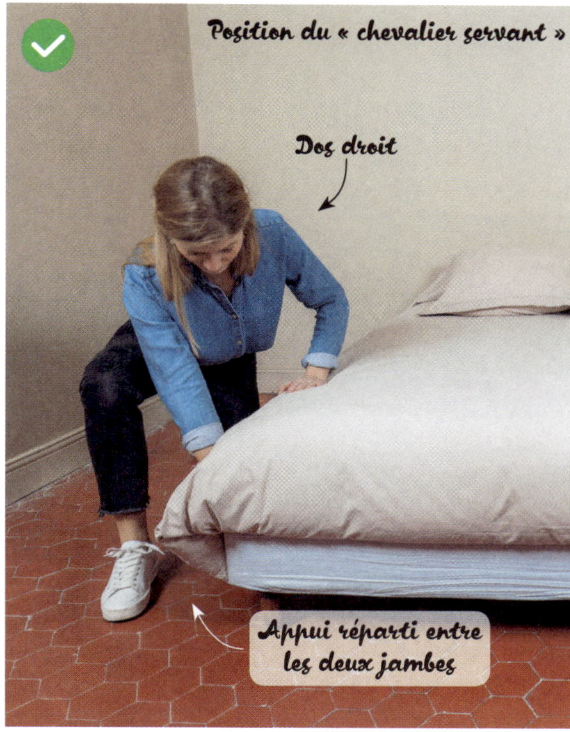

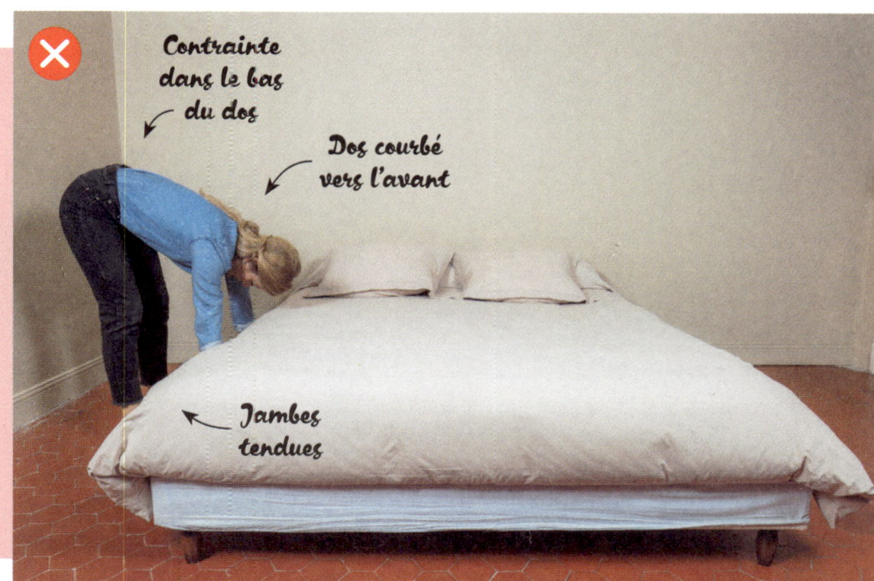

Nettoyer les vitres

Lorsque vous travaillez avec un bras écarté du corps (vers l'avant ou vers le côté), les muscles du cou et des épaules se contractent. Cela va créer des tensions si vous maintenez cette posture pendant plusieurs heures.

Vitres en hauteur

Positionnez-vous avec la main à la hauteur de l'épaule. Travaillez avec le poids de votre corps tout entier, plutôt que de forcer uniquement avec le bras. Pour travailler en hauteur, aidez-vous d'un marchepied ou d'un tabouret (voir photo ci-contre). Installez vos pieds côte à côte, pour être stable sur vos jambes. Rentrez légèrement le ventre et, si vous en ressentez le besoin, pliez légèrement les genoux pour soulager le bas du dos.

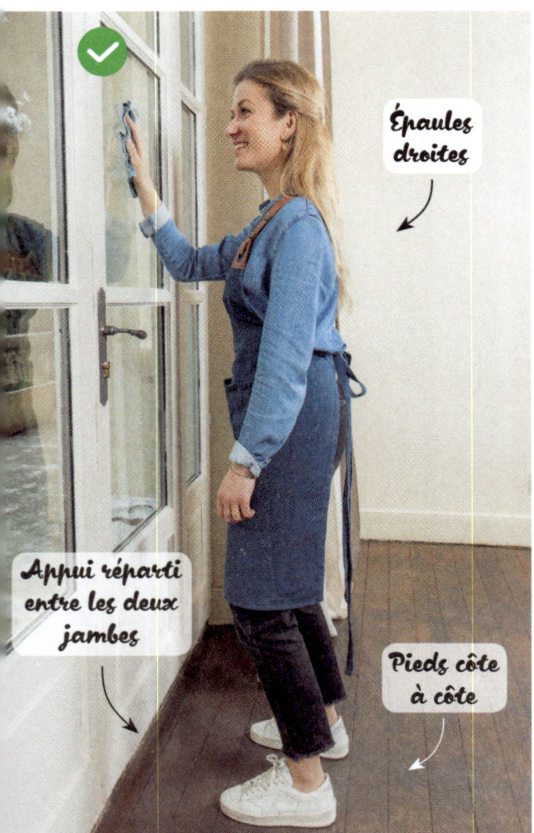

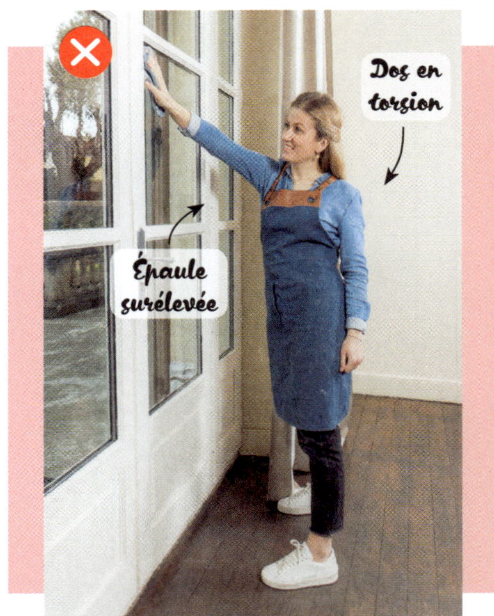

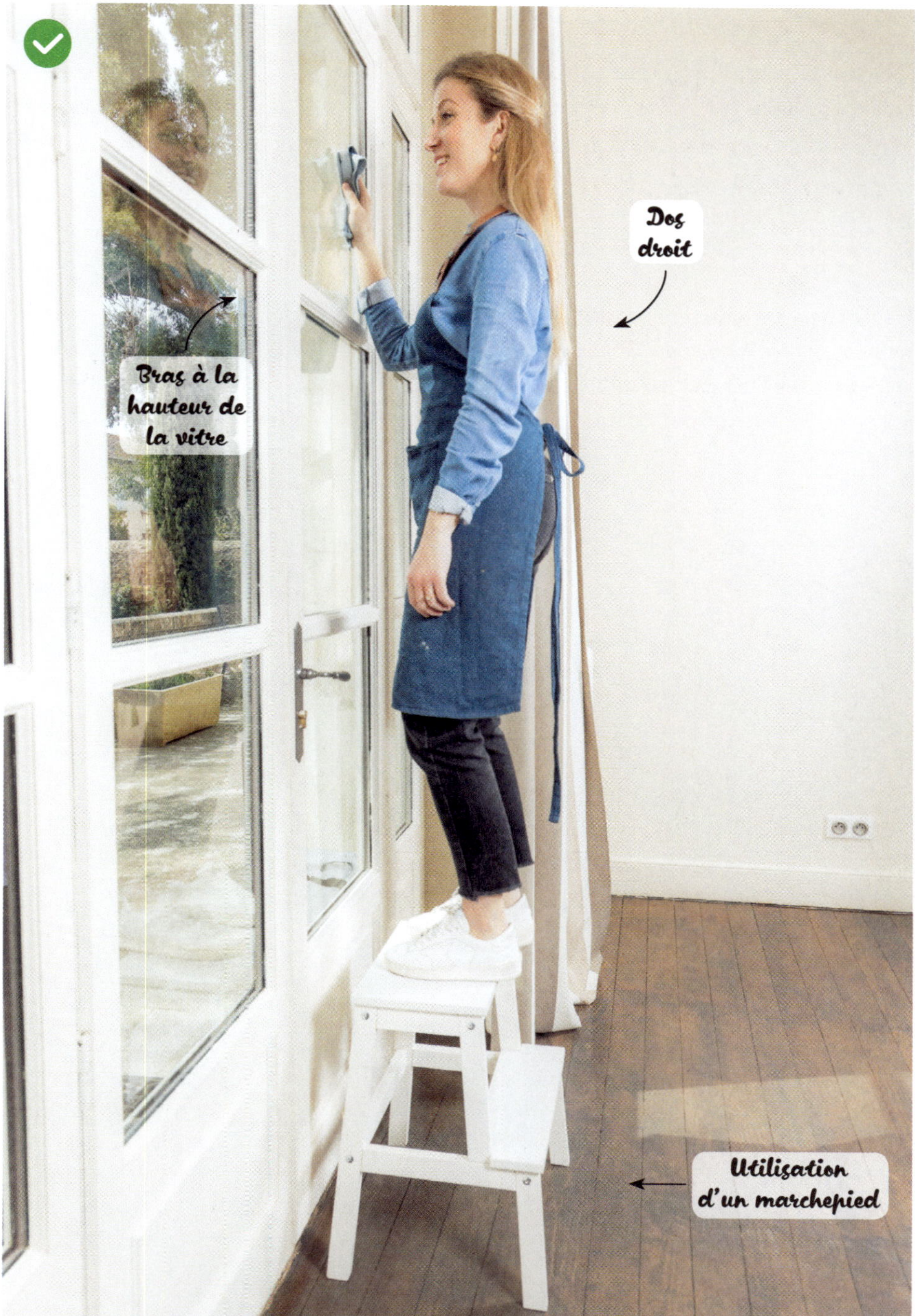
Dos droit
Bras à la hauteur de la vitre
Utilisation d'un marchepied

Vitres en bas

Positionnez-vous avec un genou au sol, en « chevalier servant ». Prenez un appui antérieur avec la main qui ne lave pas la vitre pour vous stabiliser. Dans cette position, vous lavez la vitre située à votre hauteur et votre main est toujours au même niveau que l'épaule, de manière à ne pas forcer sur les muscles de la nuque. Pour vous relever, prenez appui avec vos deux mains sur le genou avant, penchez-vous vers le pied avant et poussez sur votre pied arrière.

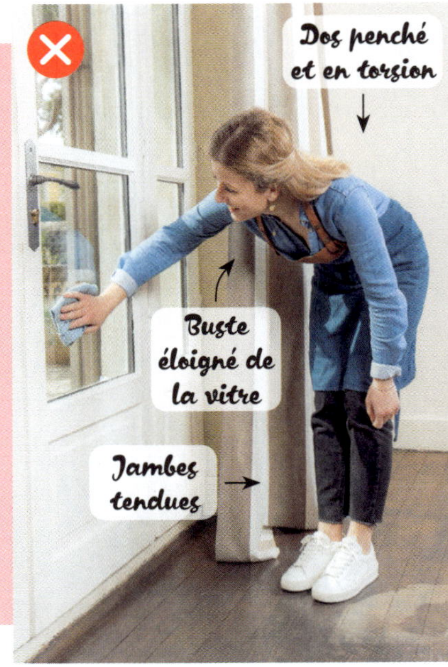

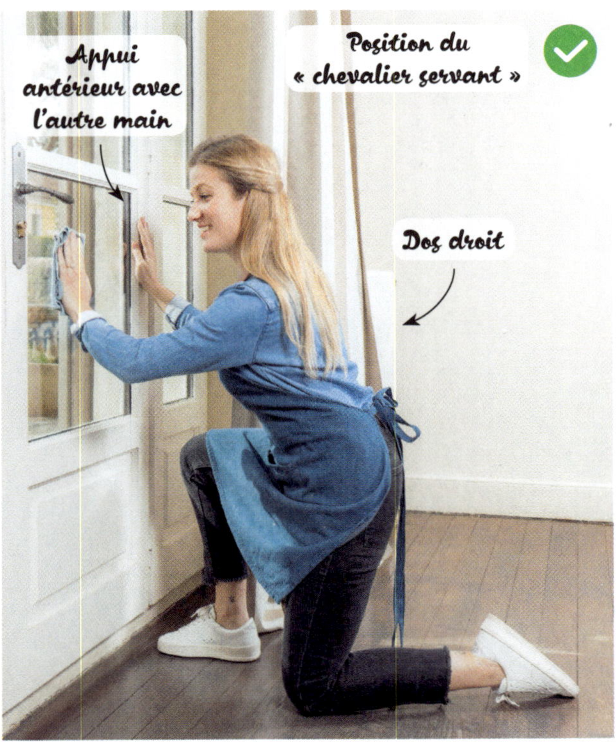

Astuce

Évitez de laver toutes les vitres de votre maison en une seule journée. Au contraire, essayez d'alterner les tâches ménagères : laver quelques vitres, laver le sol, etc., pour ne pas faire travailler les mêmes muscles trop longtemps et pour vous forcer à changer de position régulièrement.

Passer l'aspirateur

Pour passer l'aspirateur, gardez toujours votre dos droit et aspirez toujours devant vous. Assurez-vous que votre aspirateur dispose d'un manche réglable, ce qui vous permet de l'adapter à votre taille. Utilisez la position de fente avant avec une jambe en avant fléchie et l'autre jambe tendue en arrière.

1re manière

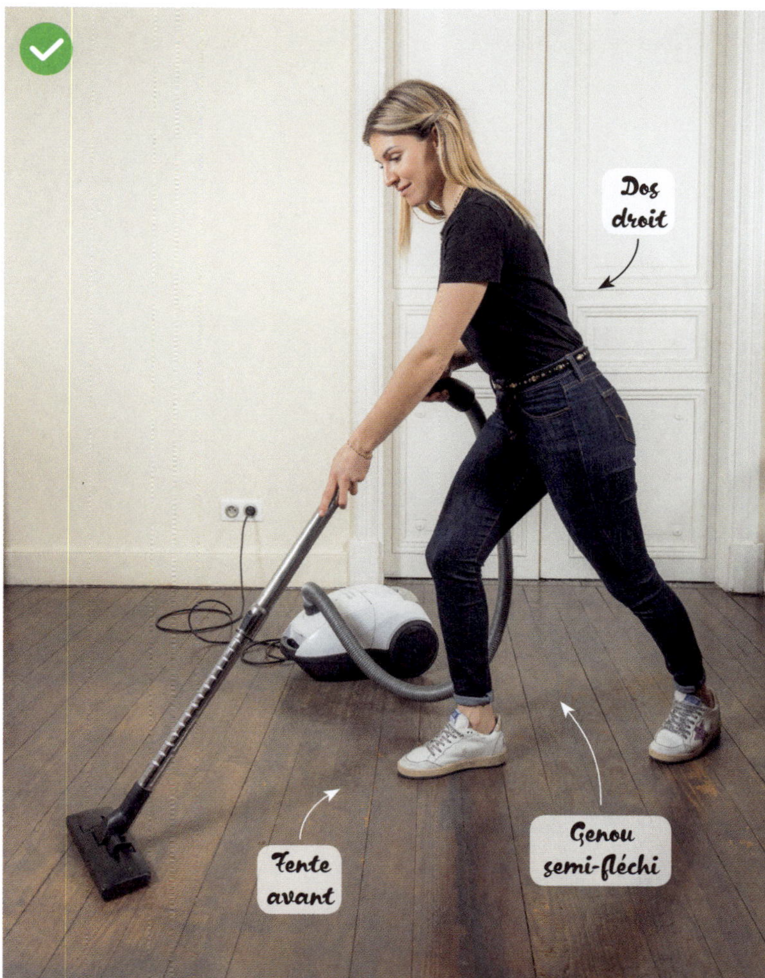

Pour vous déplacer avec votre aspirateur, faites des mouvements de bascule. Déplacez-vous en faisant passer votre poids d'un côté à l'autre. Utilisez votre main inférieure comme guide et gardez vos coudes près du corps. Ne pliez pas vos poignets. Il faut donc marcher plutôt que plier le dos pour déplacer la brosse.

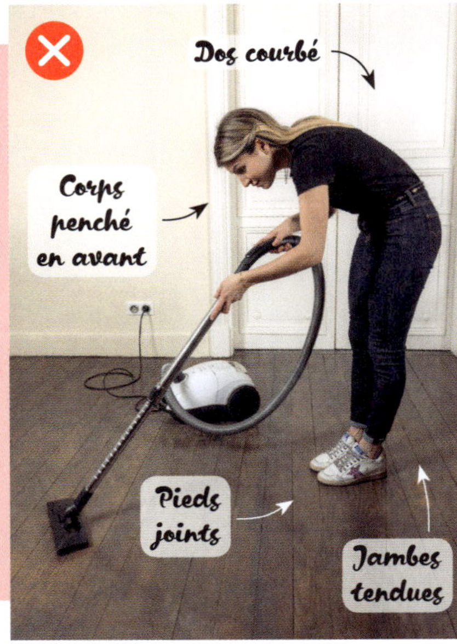

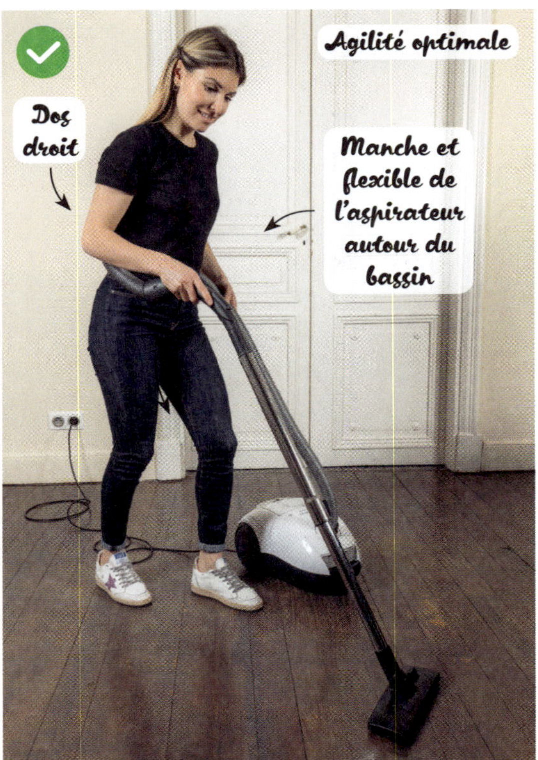

2e manière

Vous pouvez aussi tenir le manche d'une seule main et, de l'autre, attraper le flexible derrière votre dos. Avec cette méthode, vous exercez moins de pression sur le sol (par exemple, pour aspirer un plancher laminé ou du parquet).

Astuce

Il est important de bien choisir son aspirateur, car plus il est lourd, plus il demandera des efforts importants lors du nettoyage. Votre colonne vertébrale n'en sera que plus affectée. Pour passer l'aspirateur sans se faire mal au dos, il est donc préférable d'opter pour un appareil léger.

Ne mettez pas une force excessive dans vos gestes : l'aspirateur ne fera pas mieux son travail si vous appliquez plus de pression.

Sous les meubles

Si vous devez vous baisser pour passer l'aspirateur sous un meuble, ne courbez pas le dos. Pliez les jambes et accroupissez-vous tout en gardant le buste perpendiculaire au sol. Cette façon de faire va non seulement soulager votre dos, mais aussi faire travailler vos abdominaux et vos lombaires, des muscles vitaux pour une bonne santé articulaire.

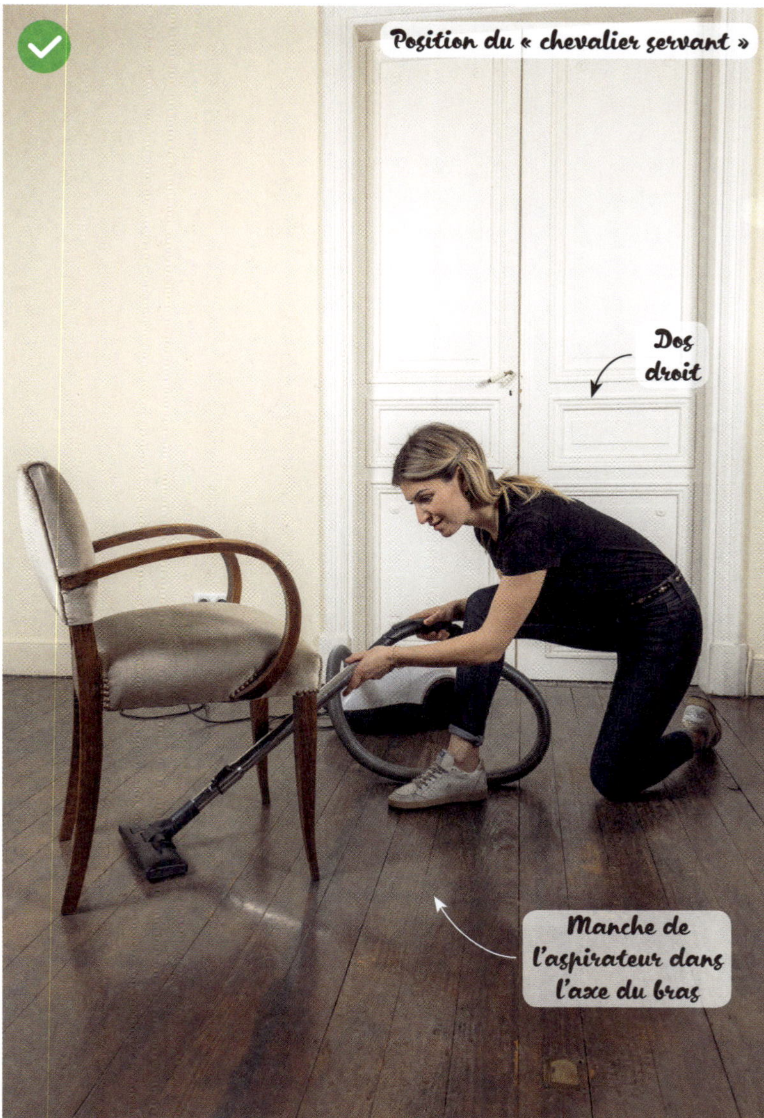
Position du « chevalier servant »
Dos droit
Manche de l'aspirateur dans l'axe du bras

Passer la serpillière

Une mauvaise position va surcharger les disques intervertébraux du bas du dos, mais aussi de la nuque.

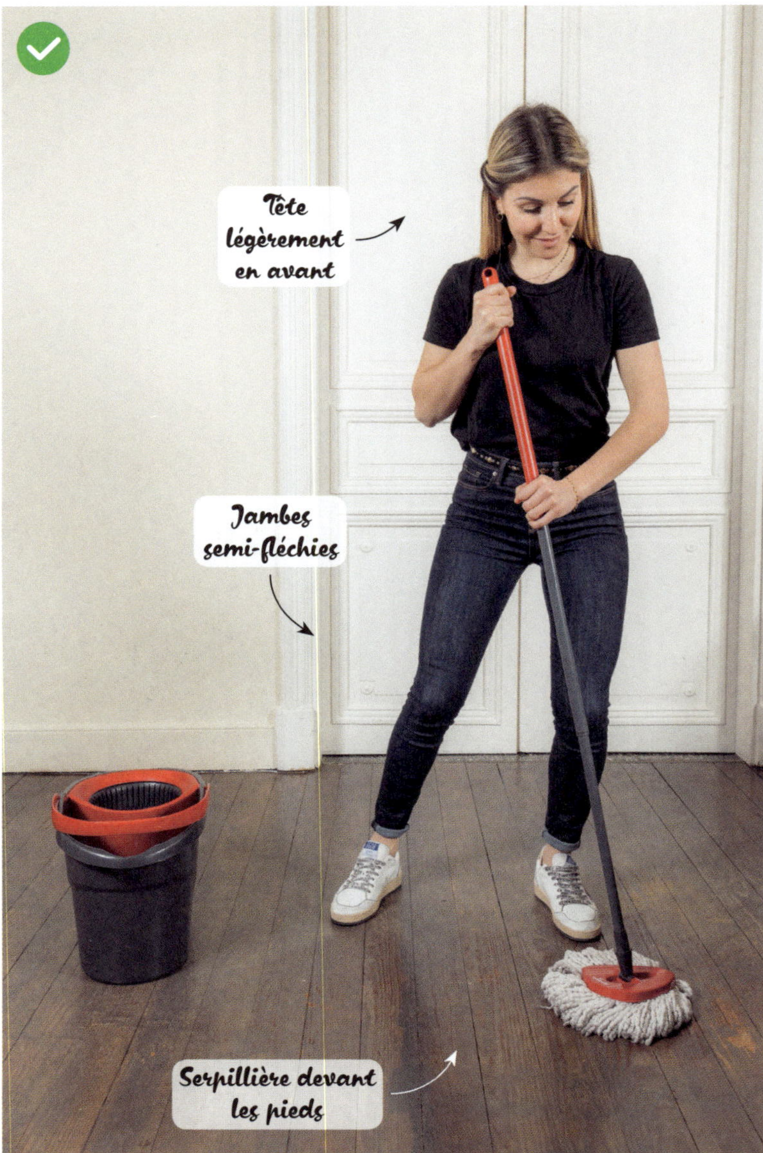
Tête légèrement en avant
Jambes semi-fléchies
Serpillière devant les pieds

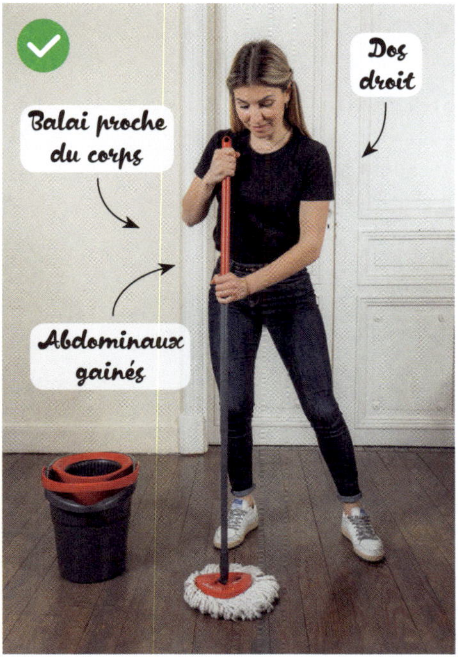

Passez la serpillière à reculons en utilisant la technique « du pendule » : en vous balançant d'un pied à l'autre, frottez le sol devant vous, sur une largeur d'environ 80 cm, sans tordre votre dos. Attention à ne pas nettoyer trop loin devant vous, sinon le dos risque de fléchir à nouveau : la serpillière doit rester juste devant vos pieds.

Astuce

Remplissez un peu moins votre seau pour réduire son poids.

En utilisant votre main comme point d'appui sur votre genou, vous réduisez de moitié la charge pour votre dos.

Préférez les seaux avec une poignée d'un diamètre épais plutôt que ceux ayant une poignée plus fine qui demande plus de force lors de la prise.

Exemple :

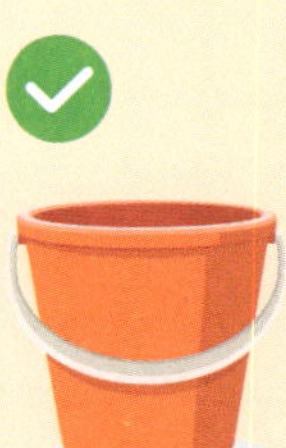

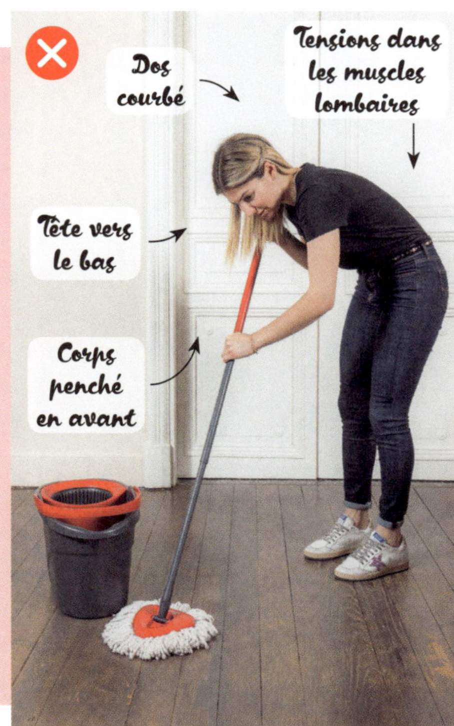

Les étapes avant de passer la serpillière

Essorer la serpillière

1. Posez le seau sur une table. Tenez la serpillière d'une main au-dessus du seau. De l'autre main, pressez la serpillière de haut en bas pour en évacuer l'eau.

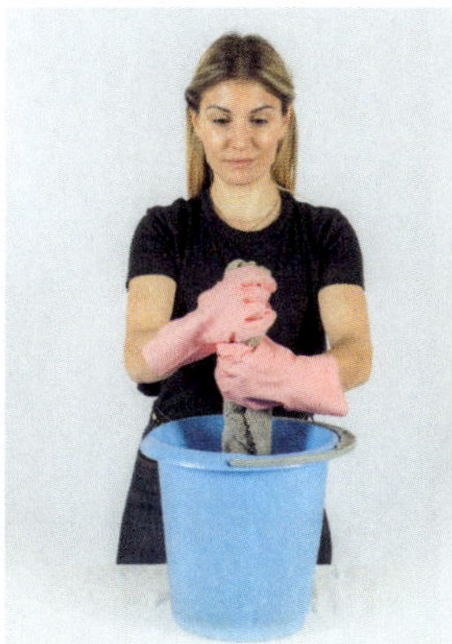

2. Essorer la serpillière. Déplacez vos coudes vers l'avant.

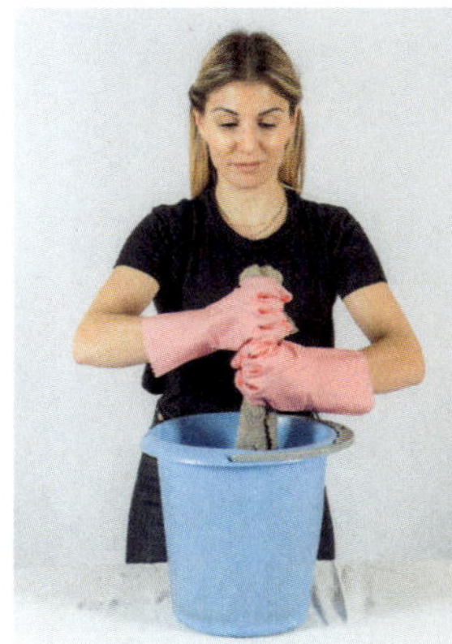

Mettre la serpillière sur la raclette

Retournez la raclette et posez la serpillière sur la bande de caoutchouc. Ainsi, vous n'avez pas besoin de vous pencher et vous épargnez votre dos.

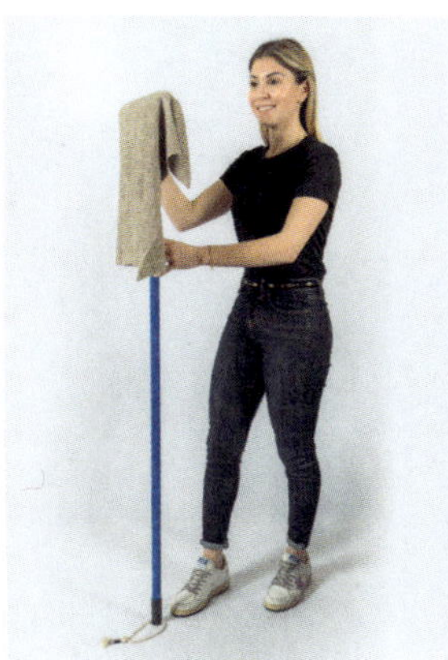

Soulever le seau

Placez vos pieds le plus près possible du seau. Utilisez votre autre main comme appui sur votre genou. Ainsi, vous réduisez la charge imposée à votre dos.

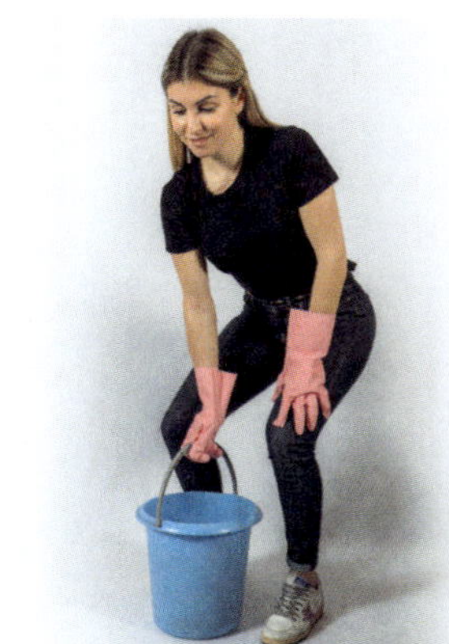

Nettoyer la baignoire

Le nettoyage de la baignoire est l'une des tâches les plus ingrates pour le dos. Il s'agit d'un endroit complexe à nettoyer où les pires taches s'invitent, mais aussi où de nombreux coins sont difficiles à atteindre.

Pour préserver votre dos, posez un genou sur le rebord de la baignoire et prenez appui sur votre main du même côté. De cette manière, vous pouvez nettoyer la baignoire avec l'autre main tout en gardant le dos droit.

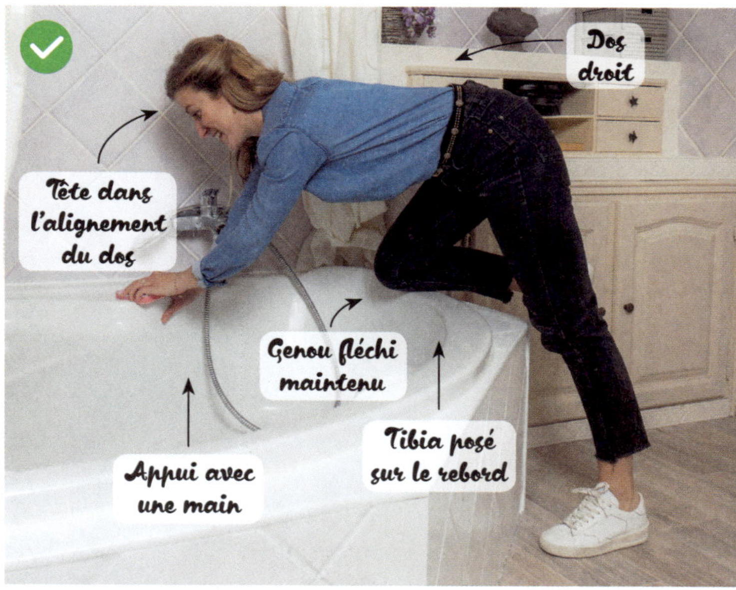

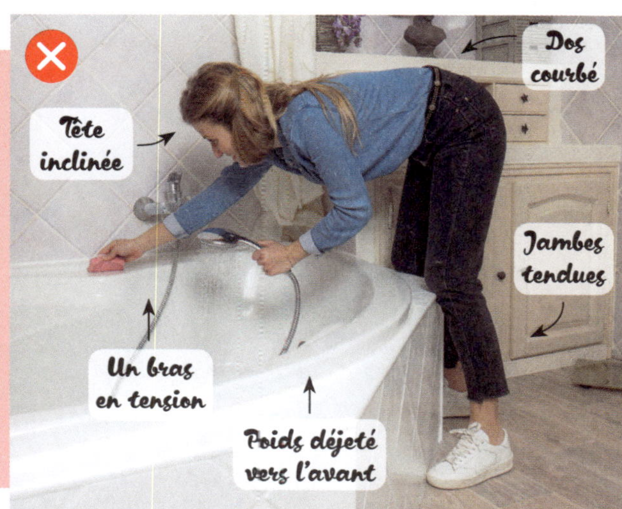

Astuce

Tapissez la baignoire de votre produit d'entretien. Utilisez votre balai pour frotter la baignoire. Avec cet outil, nul besoin de vous baisser ou de vous contorsionner. Rincez soigneusement la baignoire que vous venez de nettoyer.

Ranger à bonne hauteur les charges dans les étagères (en haut et en bas)

Rangement en hauteur

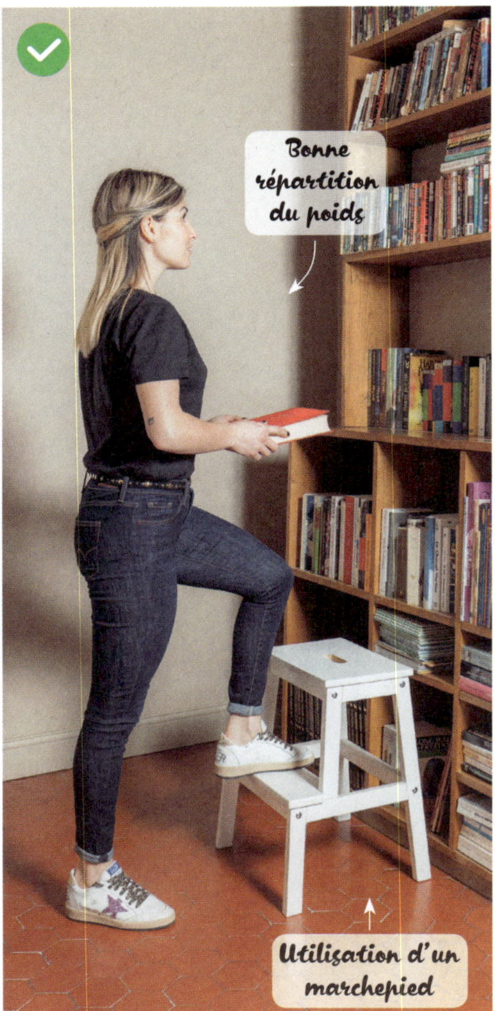

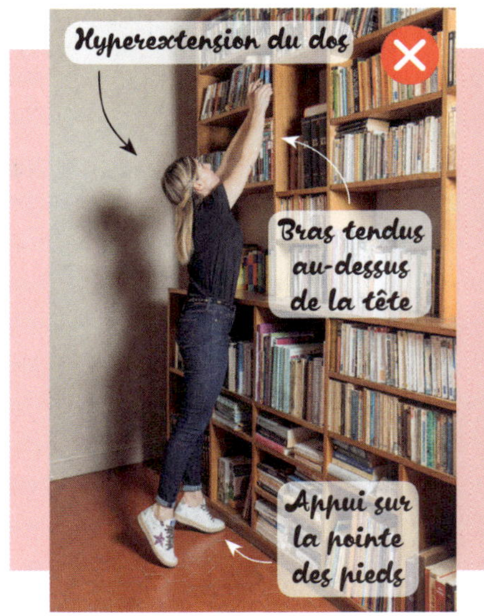

Évitez de tendre les bras ou de vous mettre sur la pointe des pieds pour ranger ou prendre des objets en hauteur. Pour atteindre ou ranger un objet en hauteur (plus haut que les épaules), utilisez un petit banc, un tabouret ou un escabeau de façon à vous placer à la bonne hauteur. Cela vous évitera de travailler avec les mains au-dessus des épaules. Puis gardez l'objet à ranger ou à récupérer près de vous.

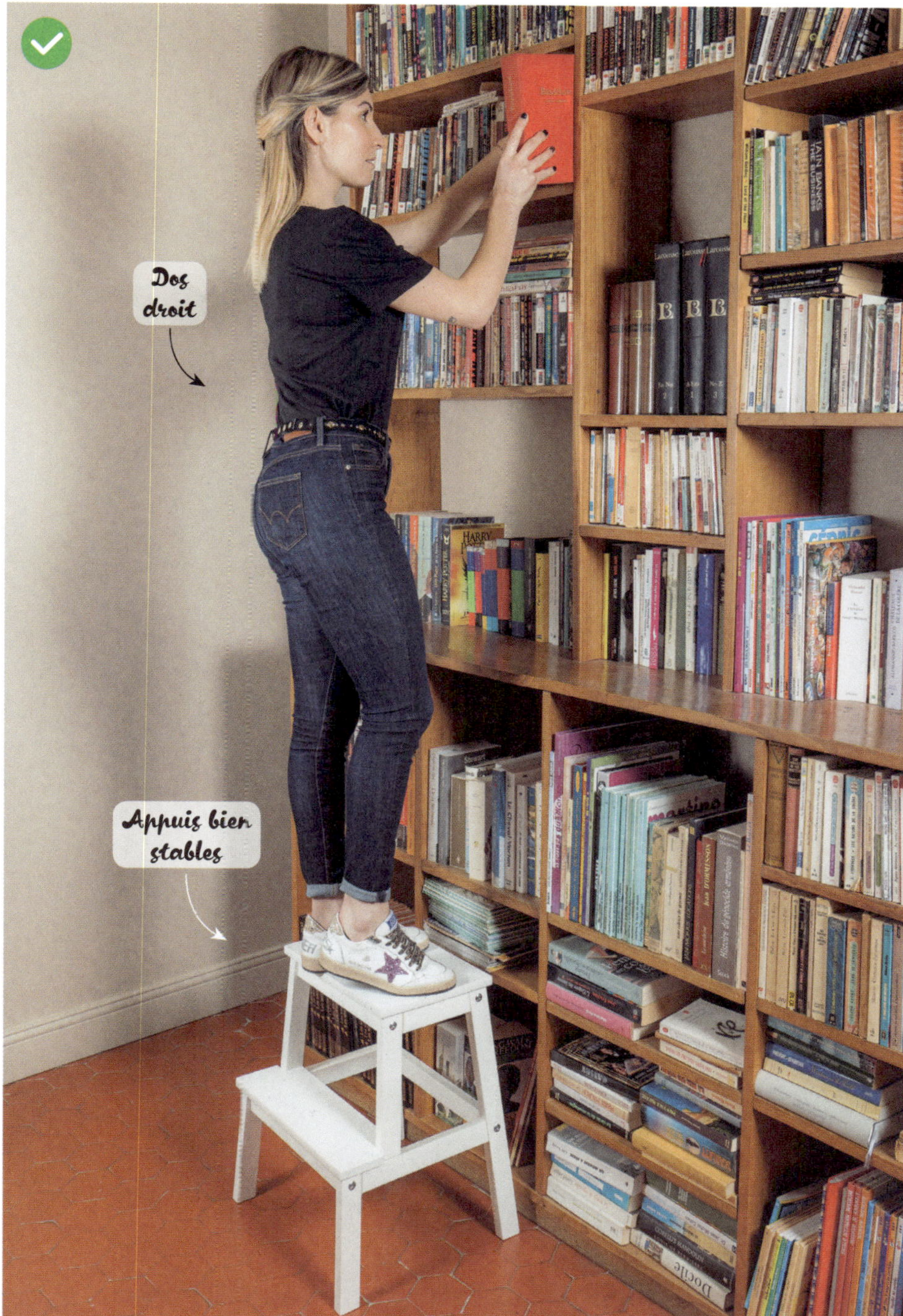

Dos droit
Appuis bien stables

Rangement en bas

Évitez d'avoir le dos courbé ou de vous mettre en torsion pour ranger les objets stockés à même le sol ou sur les étagères les plus basses. Essayez de garder une bonne visibilité dans ces rayonnages en évitant de superposer des objets. Lorsque vous vous penchez, par exemple pour ranger des livres dans votre bibliothèque, laissez vos jambes – et non votre dos – effectuer le travail : pliez les hanches et les genoux et gardez le dos droit. Déposez un genou au sol pour prendre la position de génuflexion (genou à terre) et pour réaliser la tâche souhaitée.

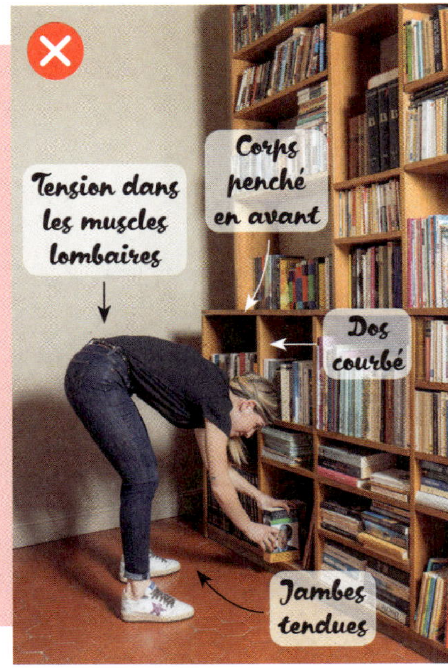

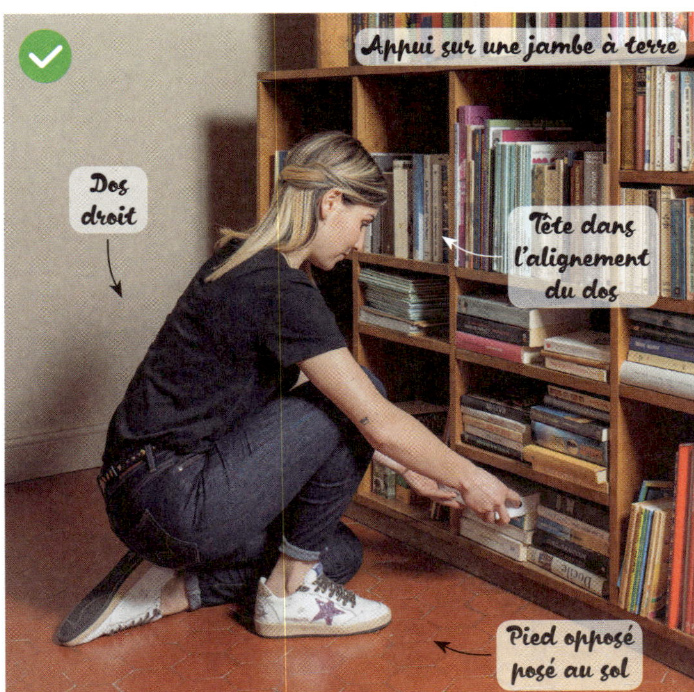

À L'EXTÉRIEUR

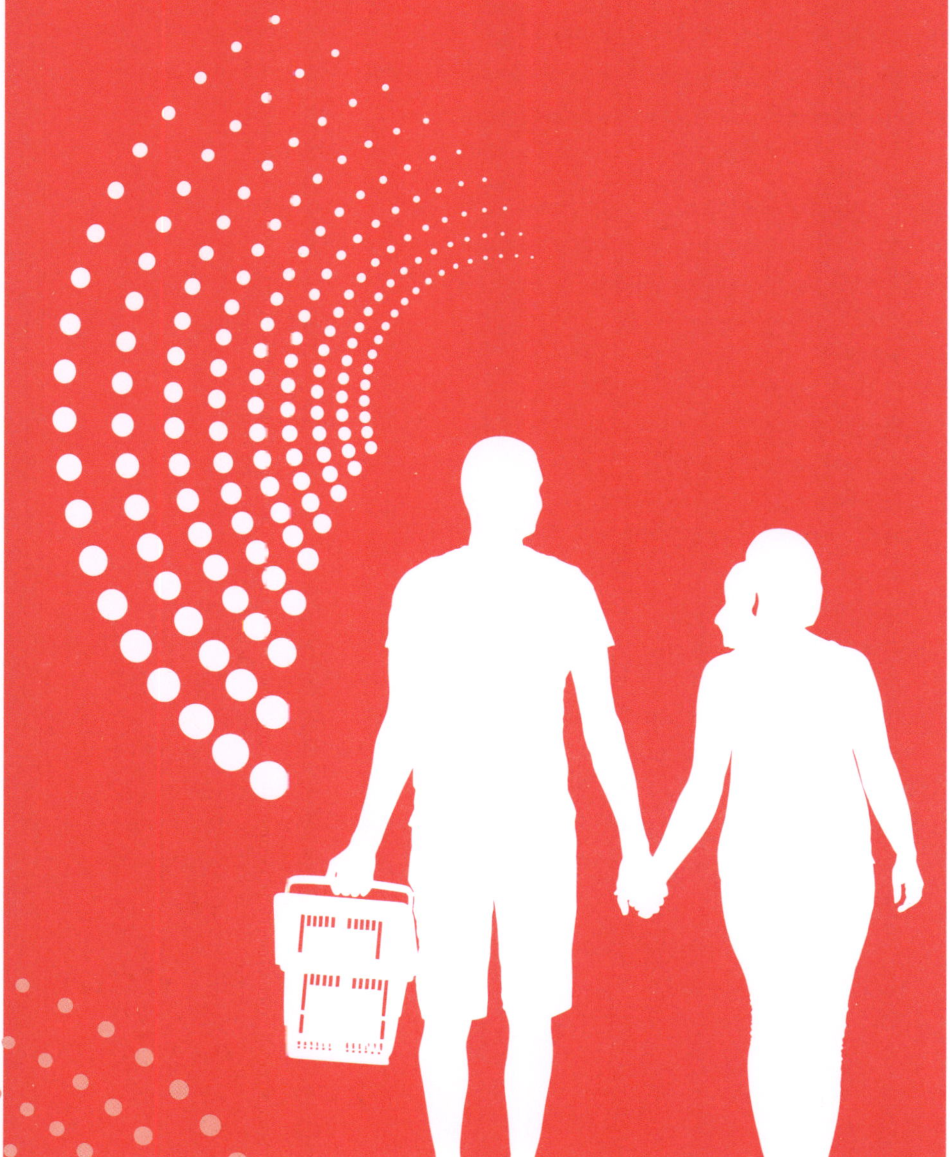

EN VOITURE

Installation pour la conduite

Trajets du quotidien, départ en vacances… : l'usage de la voiture concerne une grande majorité des Français. Qu'il s'agisse d'un trajet de 10 minutes ou de 4 heures, lorsque nous conduisons, notre dos peut être mis à rude épreuve si la position assise n'est pas adaptée.

En effet, un dossier trop incliné vers l'arrière entraîne une sursollicitation de la nuque en avant, créant ainsi inconfort, douleurs et fatigue. Le dos enroulé vers l'avant n'épouse pas le dossier du siège, ce qui a pour conséquences des tensions dans le bas du dos et dans les muscles trapèzes. La position « semi-allongée » est à éviter, car le dos courbé en avant entraîne une tension lombaire. De plus, les bras tendus demandent un effort statique prolongé des épaules et des muscles du haut du dos.
Pour que le conducteur puisse adopter une bonne posture au volant, le siège doit être ferme et assurer un bon maintien. Le dos et les épaules doivent être plaqués au dossier.

Voici par ailleurs quelques réglages à effectuer.

- Hauteur du siège : déplacez votre siège jusqu'à ce que vos hanches se situent à la même hauteur que vos genoux. Les cuisses doivent être aussi horizontales que possible.
- Position du dossier : ajustez votre dossier pour qu'il soit légèrement incliné vers l'arrière. Il peut être incliné jusqu'à 110 degrés pour assurer un bon support pour le dos.
- Distance du volant : déplacez votre siège jusqu'à ce que vos pieds atteignent les pédales sans devoir décoller votre dos du siège. Vos genoux doivent être légèrement fléchis et former un angle de 110 à 120 degrés.
- Position des mains : placez les mains sur le volant à 10 h 10. Vos coudes doivent se situer sous les épaules et être légèrement fléchis. Cette position maintient vos épaules et votre dos droits.

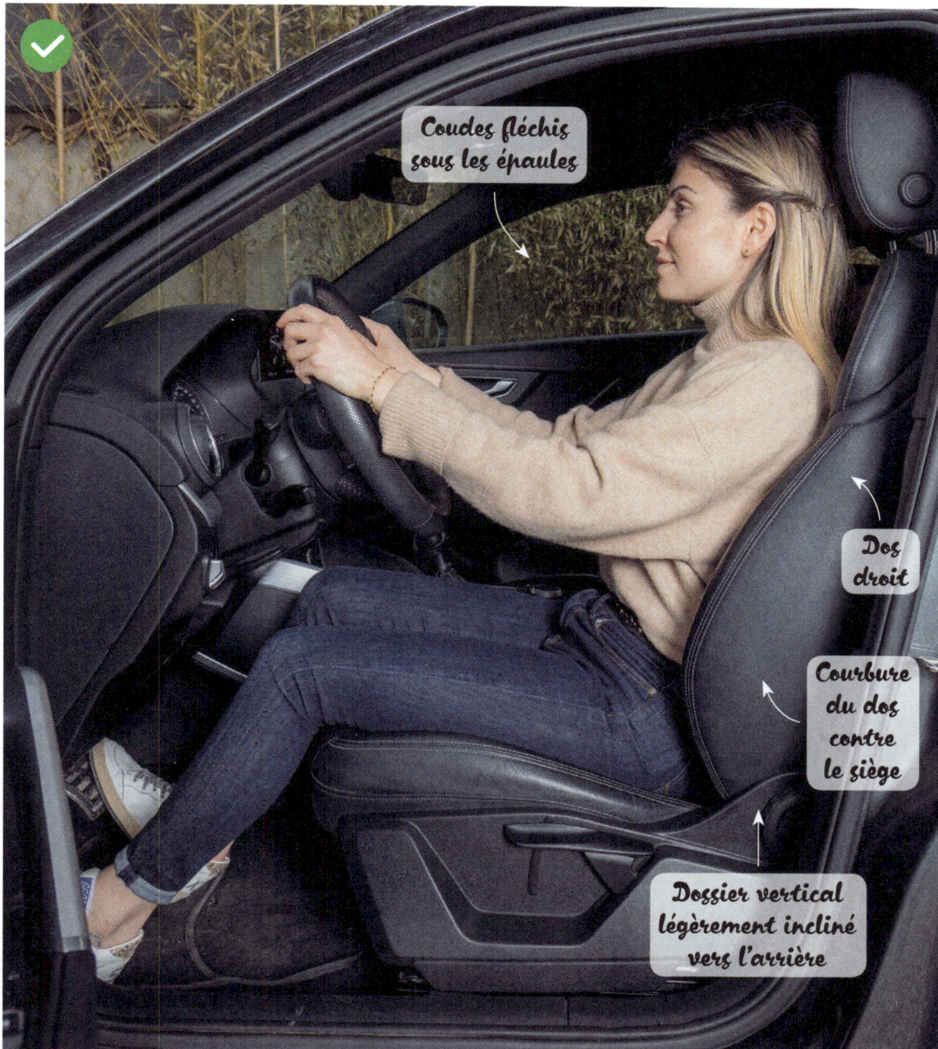
Coudes fléchis sous les épaules
Dos droit
Courbure du dos contre le siège
Dossier vertical légèrement incliné vers l'arrière

Astuce

Si vous souffrez de maux de dos, n'hésitez pas à placer un coussin contre votre cambrure lombaire pour plus de confort.

Évitez de placer votre coude sur le rebord de la fenêtre : cette position crée une tension continue sur la colonne vertébrale et l'épaule.

Évitez de conduire avec un portefeuille, une liasse de billets ou un objet quelconque dans la poche arrière de votre pantalon : cela crée un déséquilibre du bassin.

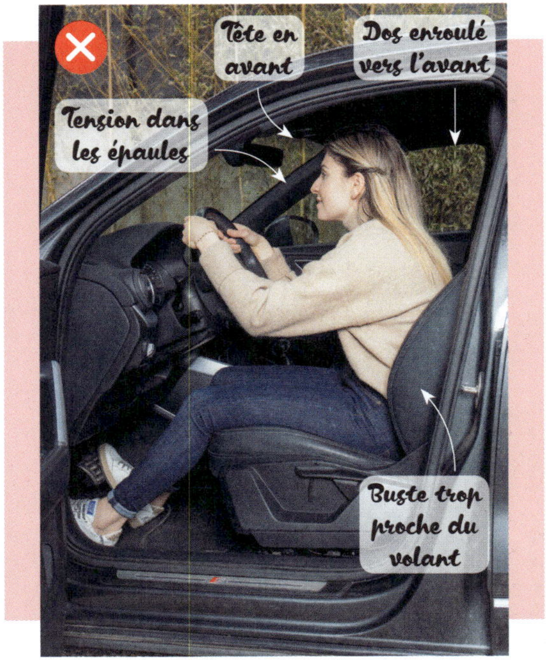

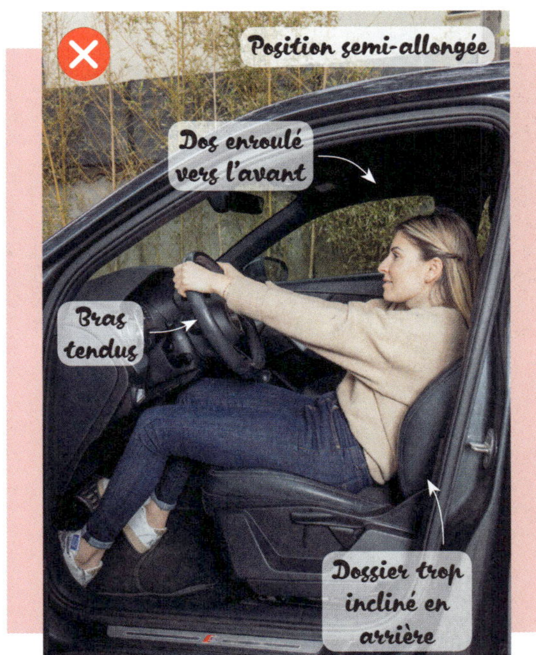

Astuce

Vous avez prévu un long trajet (plus d'1 h 30) ? Dans ce cas, prévoyez des pauses pendant lesquelles vous sortez de la voiture. Prenez quelques minutes pour vous étirer et remettre votre corps en mouvement :

- *levez et abaissez le menton ;*
- *faites des rotations de la tête de gauche à droite, puis de droite à gauche ;*
- *inclinez la tête vers l'épaule, d'un côté puis de l'autre ;*
- *mettez-vous sur la pointe des pieds et étirez les bras aussi haut que possible ;*
- *faites des mouvements circulaires avec les épaules.*

Pour aller plus loin, voir la rubrique « Éveil musculaire » p. 127.

Monter et descendre de la voiture

Entrer dans la voiture ou en sortir implique souvent une position du dos en rotation et en flexion. La répétition de ces gestes sollicite fortement les structures articulaires (disques intervertébraux) et les ligaments de la colonne lombaire, ce qui peut amener à leur détérioration progressive, causant ou accentuant les douleurs au dos.

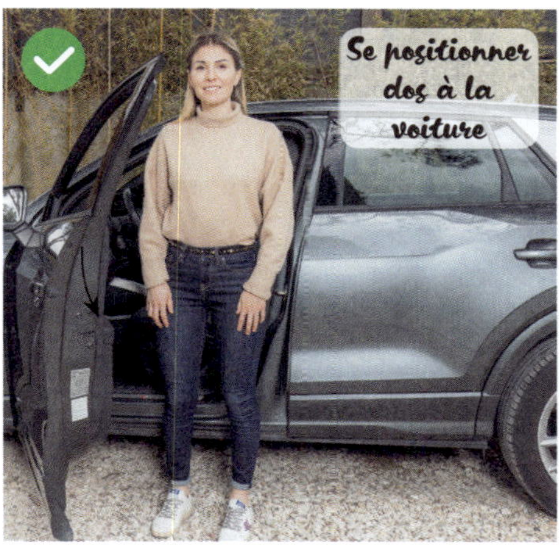
Se positionner dos à la voiture

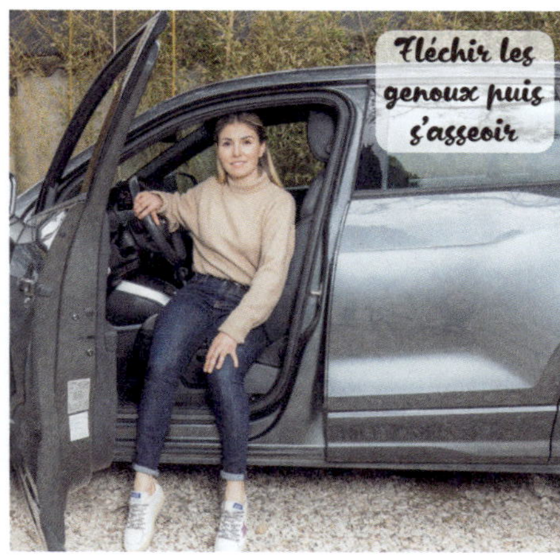
Fléchir les genoux puis s'asseoir

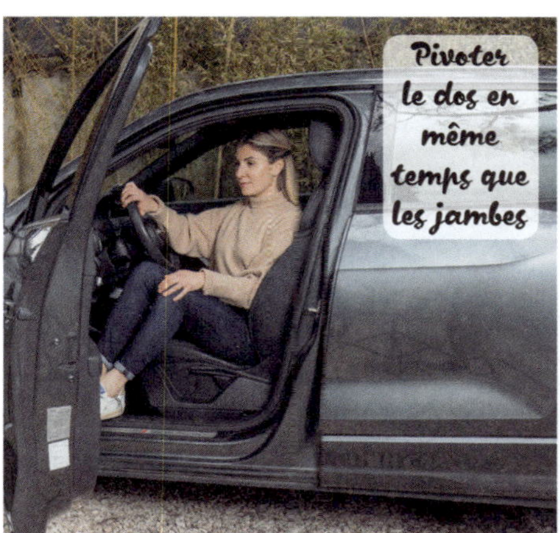
Pivoter le dos en même temps que les jambes

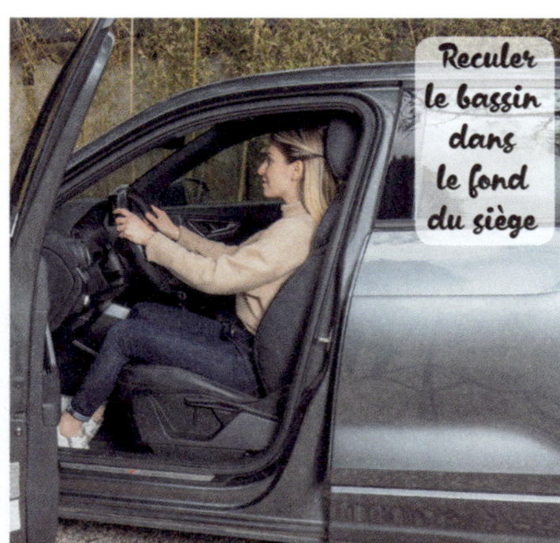
Reculer le bassin dans le fond du siège

- *Remarque* : pour sortir du véhicule, les mêmes recommandations s'appliquent, à suivre dans l'ordre inverse.

Pour s'installer au volant, il est conseillé de s'asseoir d'abord en travers du siège, les jambes à l'extérieur du véhicule. Puis rentrez simultanément les deux jambes en pivotant votre corps pour vous positionner face au volant. Veillez à ce que le bassin et les épaules soient parallèles. Si nécessaire, prenez appui d'une main sur la carrosserie de la porte pour faciliter le mouvement et réduire la pression sur le dos. Enfin, reculez le bassin vers le fond du siège pour permettre à la cambrure lombaire d'être bien maintenue. Pour sortir du véhicule, serrez les membres inférieurs genoux pliés et tournez en bloc (colonne-bassin-jambes) vers l'extérieur afin de préserver votre dos. Une fois les deux pieds au sol, levez-vous.

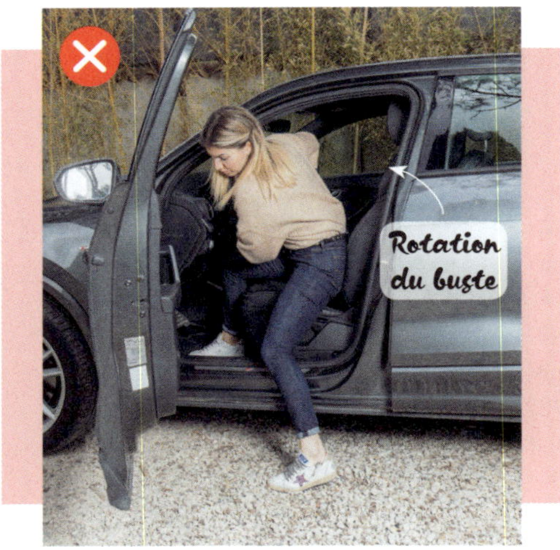

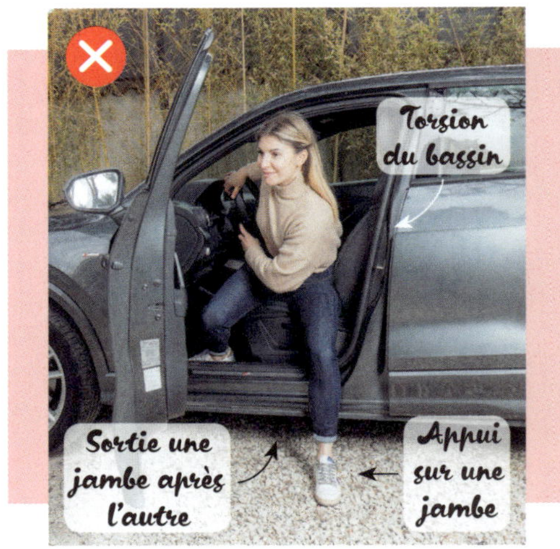

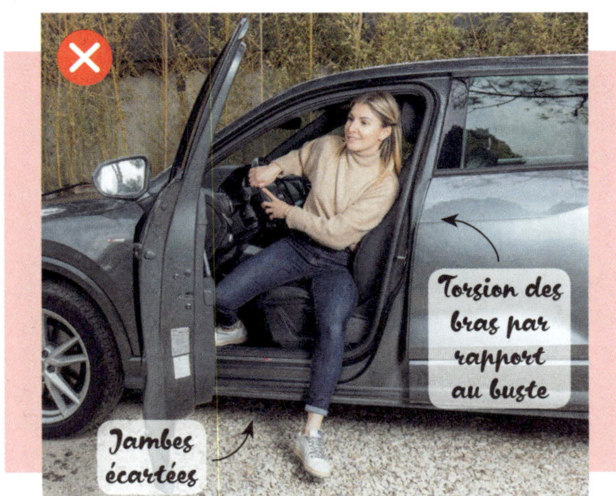

Charger et décharger le coffre

Pour soulever et porter une charge correctement, quelques règles de base doivent être respectées.

- Soyez stable sur vos jambes : avant de soulever une charge lourde, prenez correctement vos appuis, jambes écartées. Plus l'objet est encombrant et lourd, plus votre appui au sol doit être stable.
- Mettez-vous face à la charge afin d'éviter les torsions de la colonne. Pour diminuer l'effort musculaire, veillez à maintenir l'objet près de vous. Aidez-vous si possible en l'appuyant contre votre jambe.
- Fléchissez les genoux : soulevez la charge avec les genoux en pliant les jambes, afin de garder la colonne vertébrale droite.
- Saisissez fermement la charge : assurez une bonne prise de l'objet pour bien répartir le poids.
- Soulevez avec le dos droit : quand vous soulevez la charge avec le dos droit, les disques intervertébraux sont sollicités uniformément.
- Rapprochez au maximum la charge du corps : plus vous portez la charge près du corps, moins votre colonne vertébrale est sollicitée.

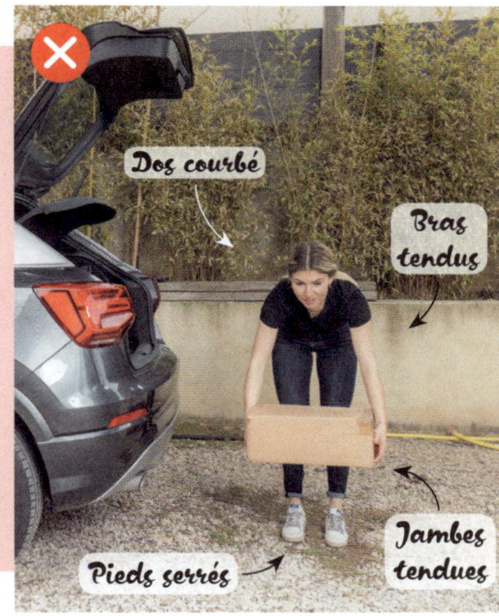

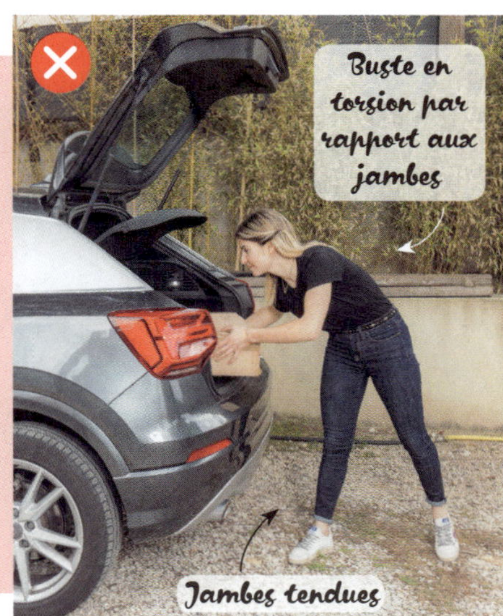

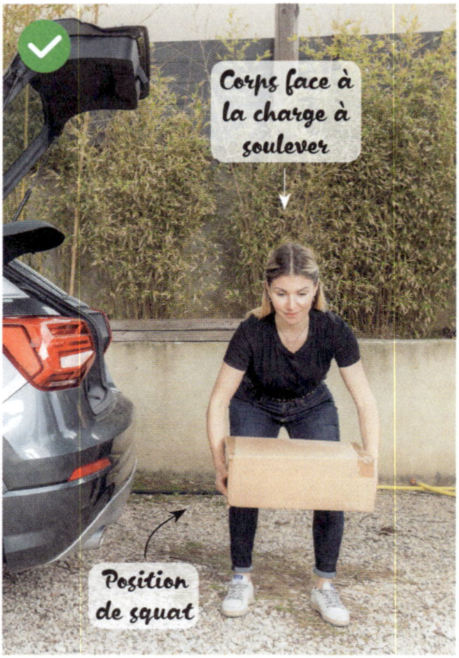
Corps face à la charge à soulever
Position de squat

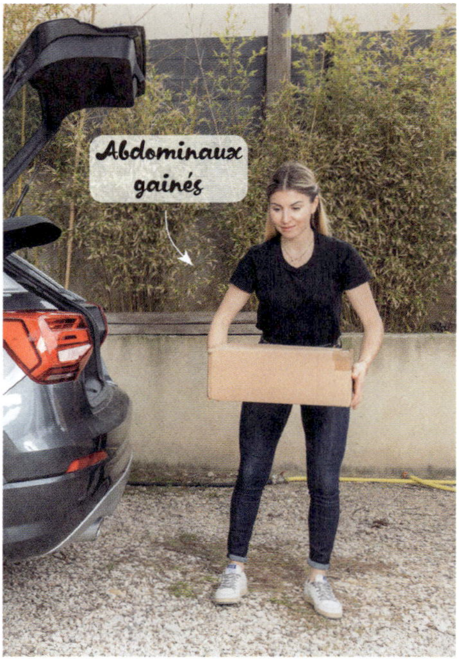
Abdominaux gainés

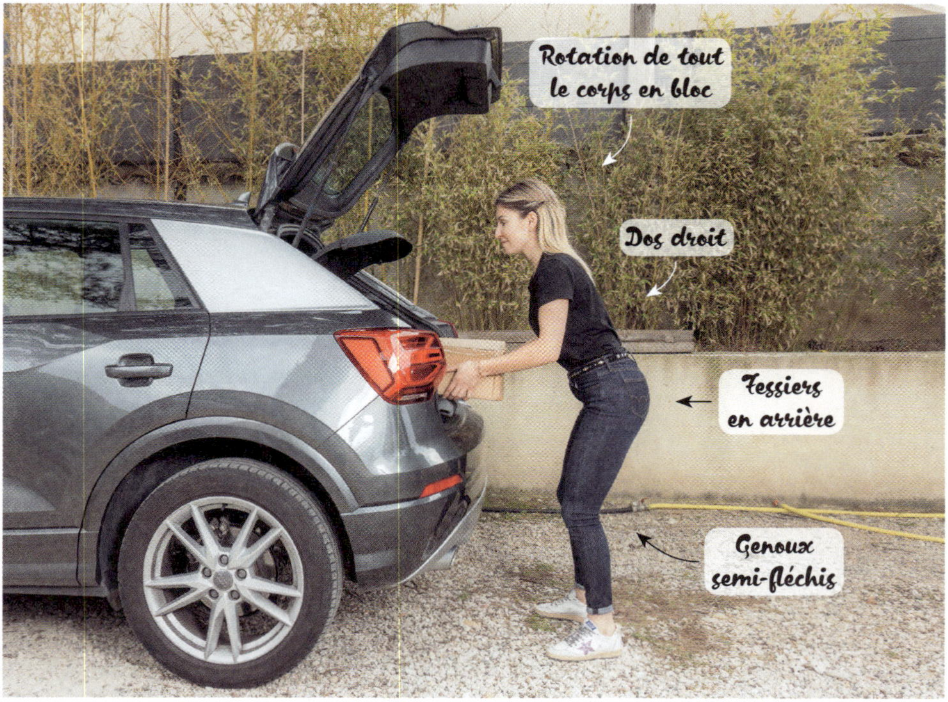
Rotation de tout le corps en bloc
Dos droit
Fessiers en arrière
Genoux semi-fléchis

AUX COURSES

Se baisser pour récupérer un article

Pour récupérer un article dans un rayon situé au niveau de vos pieds, le plus simple est de vous accroupir.

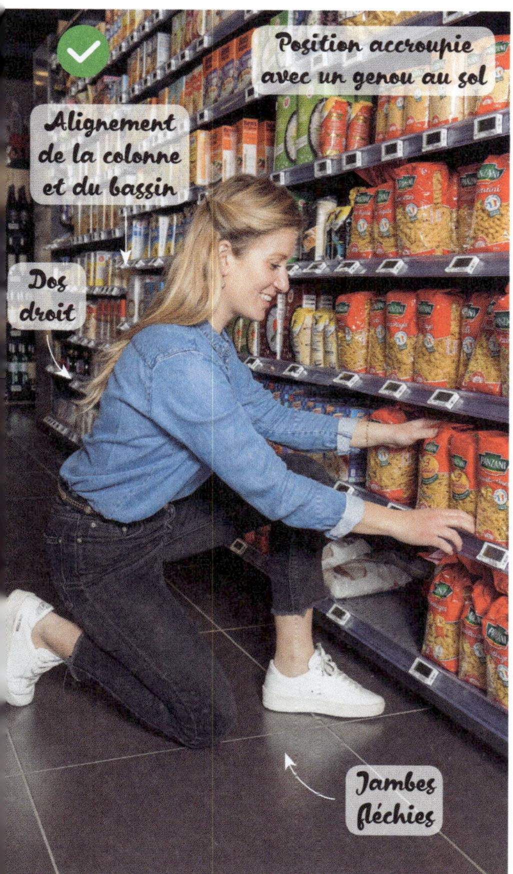

Fléchissez les genoux de manière à descendre doucement, et basculez le poids du corps uniquement sur vos pieds. Pendant la descente, le dos reste droit, les genoux sont légèrement pliés (en fonction de la hauteur de l'article). Déposez vos fesses sur les mollets ou les talons, et prenez appui sur le pied avant d'un côté et sur le genou de l'autre. Le poids du corps est réparti entre vos deux membres inférieurs. Une fois l'article récupéré, pour remonter, poussez sur vos cuisses, en gardant le tronc vertical.

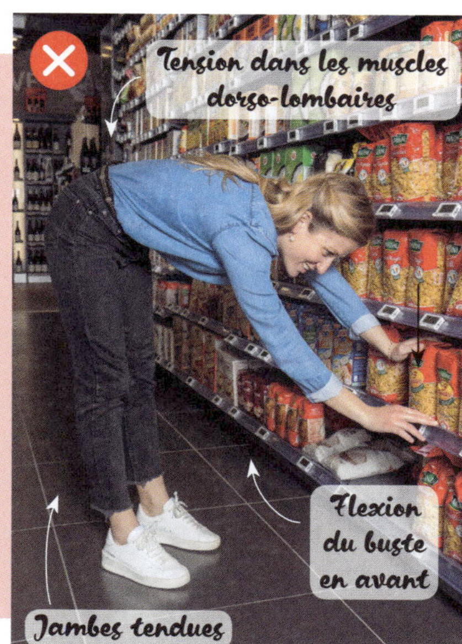

Porter ses sacs de courses

Pour porter des sacs de courses sans se faire mal, il faut équilibrer les sacs en mettant le même poids de chaque côté. Mais avant cela, il faut les ramasser, et ce mouvement est très important !

Pour vous pencher en avant et ramasser vos sacs, fléchissez les genoux en conservant autant que possible le dos droit. Attrapez vos sacs et poussez sur vos deux jambes pour vous redresser sans courber votre dos. Une fois les sacs dans vos mains, gainez les abdominaux en rentrant le ventre pour protéger au maximum votre colonne vertébrale lombaire. Puis commencez à marcher, en réalisant un léger mouvement de balancier entre les jambes et les bras, en gardant toujours votre dos droit et, si nécessaire, les genoux légèrement fléchis.

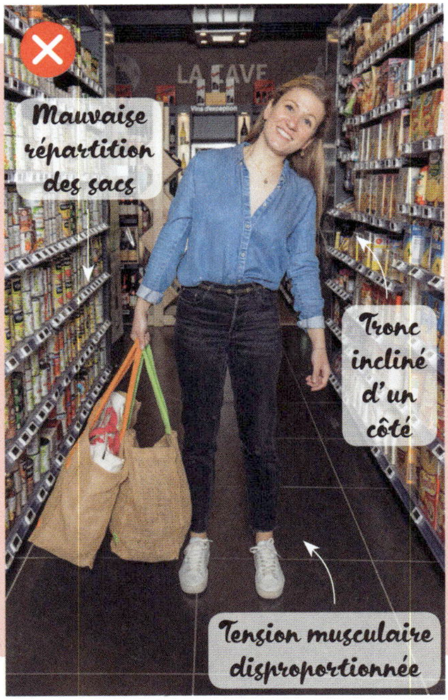

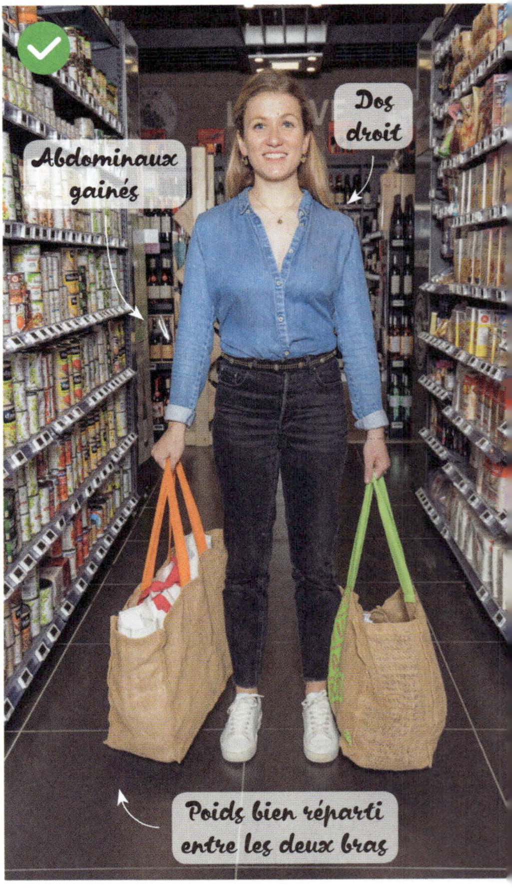

Le petit plus

Pensez toujours à forcer avec votre corps tout entier, pas seulement avec les bras et les épaules.

LE JARDINAGE ET LE BRICOLAGE

Ratisser

Le jardinage, c'est bon pour la santé ! En plus d'être un loisir sain, jardiner procure du plaisir. Toutefois, ceux qui jardinent en utilisant de mauvaises méthodes risquent d'endommager leur dos et leurs genoux, à cause des efforts répétitifs et prolongés.

En effet, se pencher en avant est une position courante lorsqu'on jardine ; or celle-ci engendre, à long terme, des tensions et des douleurs.

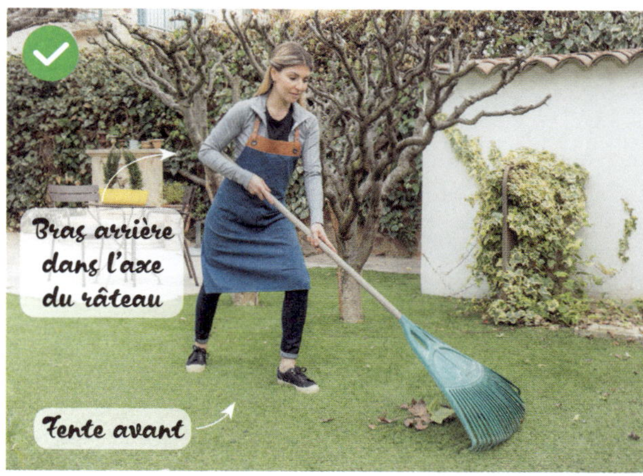

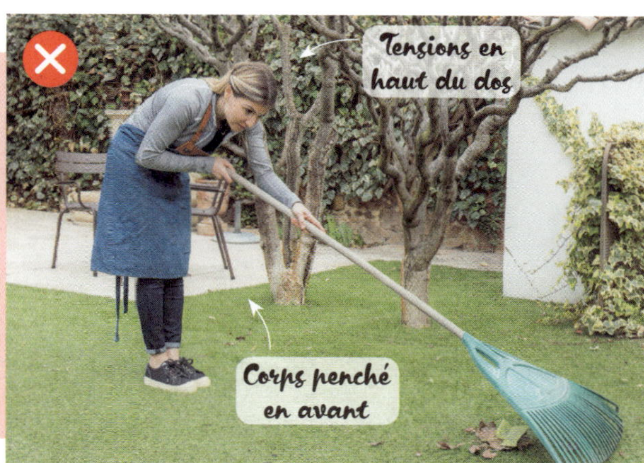

Si vous devez ratisser de l'herbe, gardez votre dos bien droit et rapprochez le plus possible l'outil de votre corps. Le tronc reste bien droit avec une jambe en avant. Jouez sur le mouvement des jambes et faites en sorte de ne pas bouger la région lombaire.

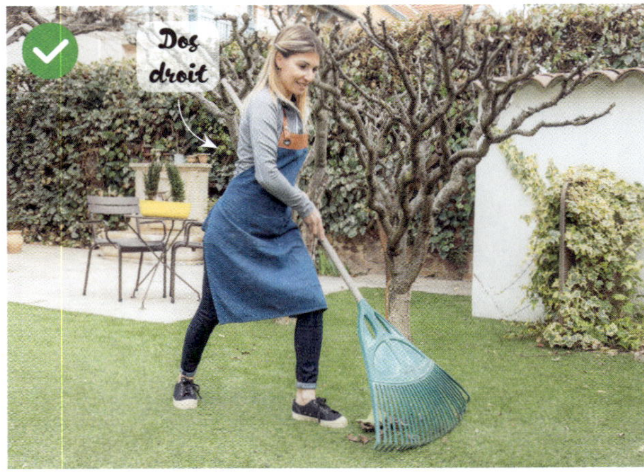

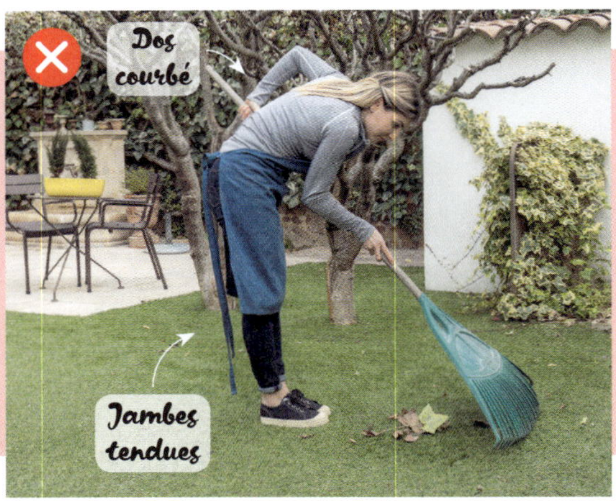

Positionnez-vous de face pour éviter toute torsion au niveau du dos, surtout quand vous devez ratisser. Évitez la flexion-rotation des lombaires. Restez souple et ample dans le mouvement des épaules et des bras.

Si vous devez vous agenouiller, gardez la tête et le bassin alignés et utilisez si nécessaire des protège-genoux ou placez un coussin sous vos genoux.

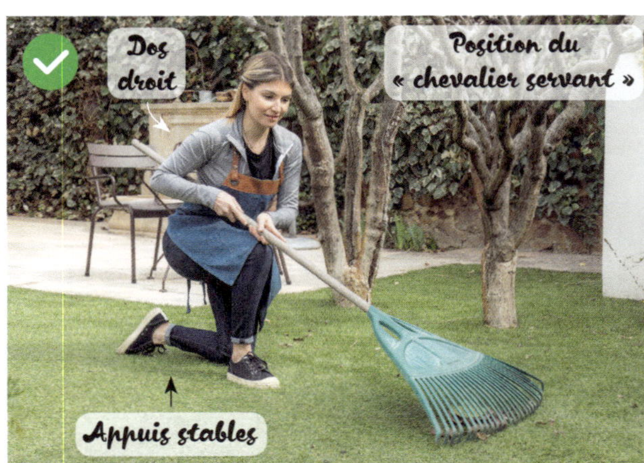

Rempoter une plante ou désherber

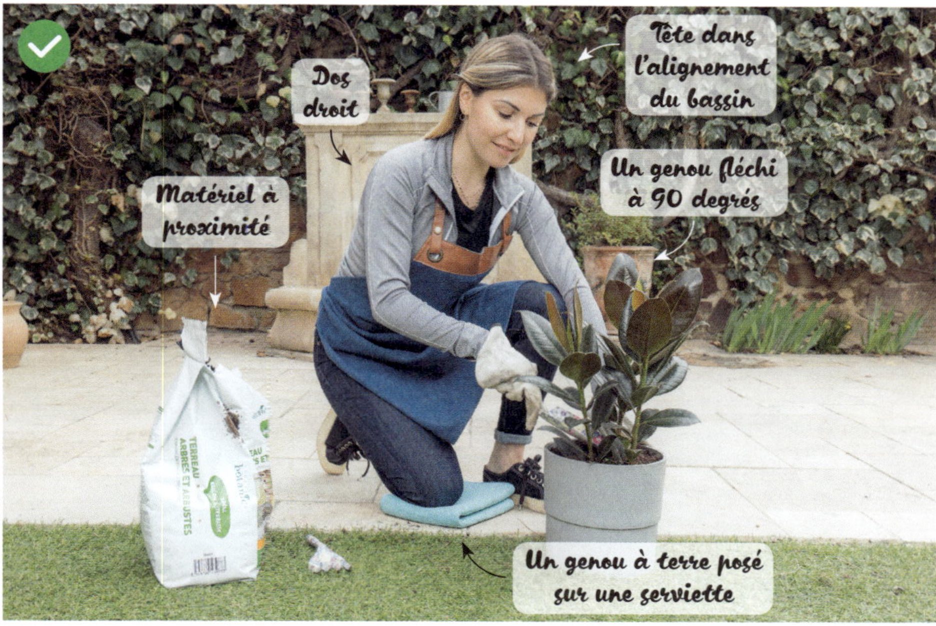

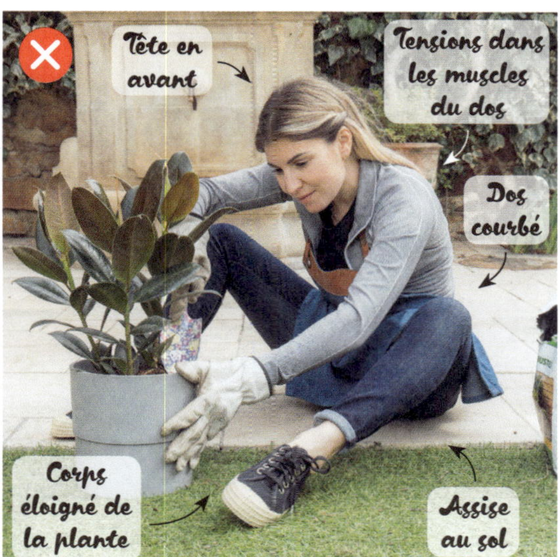

Le secret pour rempoter ou désherber en préservant son dos : bien utiliser les genoux !

Pour désherber ou travailler au niveau du sol, on évite de se plier en deux ; on se met à genoux pour être à la bonne hauteur. Il faut se placer dans la position du « chevalier servant », c'est-à-dire s'accroupir en posant un genou au sol, puis l'autre pied en appui avec la jambe fléchie à 90 degrés. Si nécessaire, reposez la fesse sur le talon et mettez un petit

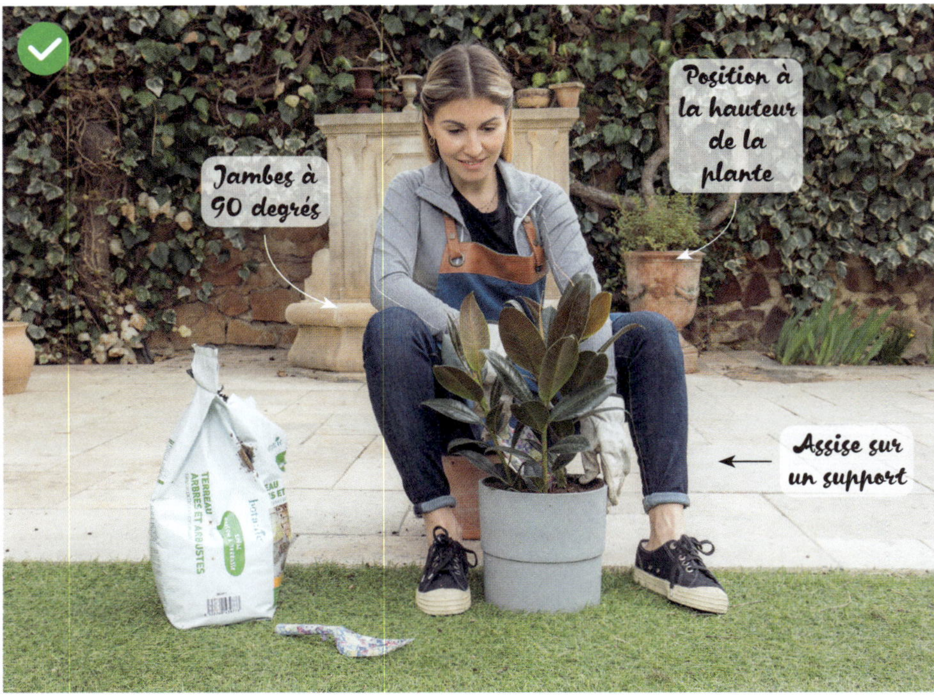

coussin sous vos genoux, un papier ou bien des genouillères. Il existe aussi des petits tabourets spécifiquement conçus pour le jardinage. Gardez toujours le dos le plus droit possible. Positionnez-vous de face et à proximité de votre travail pour éviter les flexions-rotations du tronc. Si vous n'avez pas de tabouret, positionnez-vous différemment. Il est facile d'improviser un siège : un pot ou un seau retourné fera très bien l'affaire.

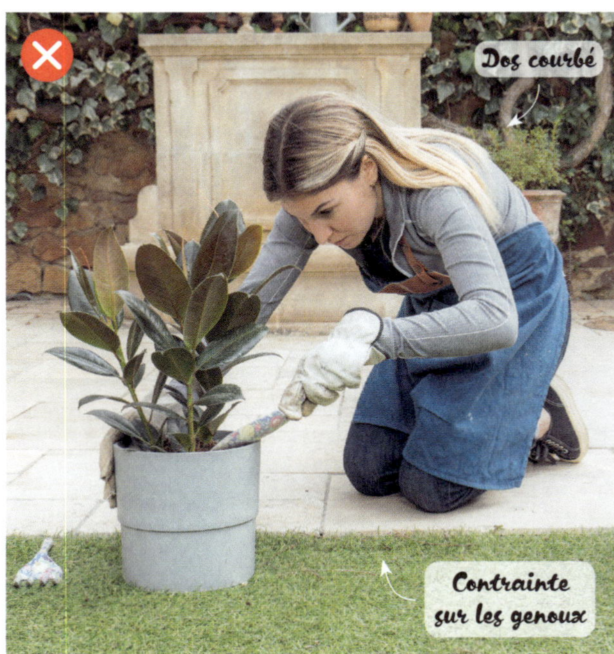

Tailler un arbre ou un arbuste

La meilleure posture pour éviter de se faire mal au dos lors des travaux de taille serait de se tenir bien droit autant que possible. Le jardinier est toutefois obligé de se pencher pour la coupe basse, ou de se mettre sur la pointe des pieds pour réaliser la taille d'une haie.

S'il faut se pencher, il est donc conseillé de plier un peu les genoux au lieu de fléchir le dos. Pour les travaux en hauteur, il est préférable d'éviter les extensions extrêmes, le but étant de tendre légèrement les bras pour ne pas se fatiguer trop vite et pour mieux contrôler l'outil de jardinage. La contraction des abdominaux permet de protéger son dos.

Tailler un arbre en hauteur

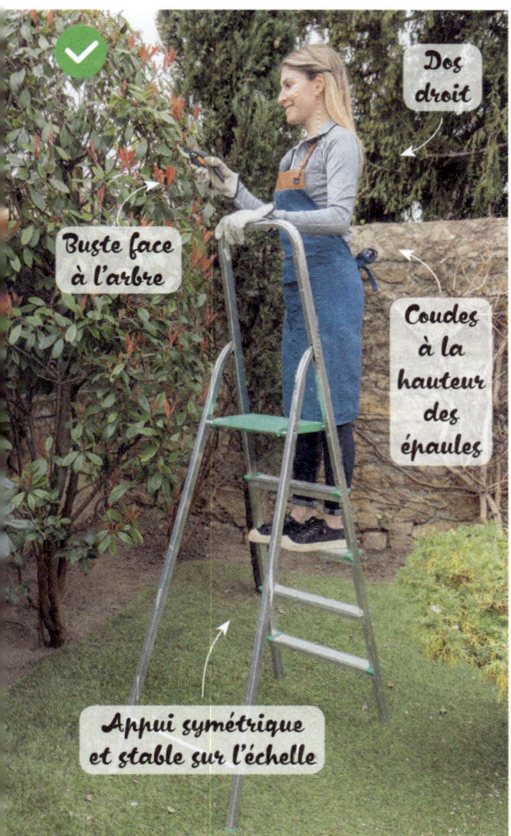

Dos droit
Buste face à l'arbre
Coudes à la hauteur des épaules
Appui symétrique et stable sur l'échelle

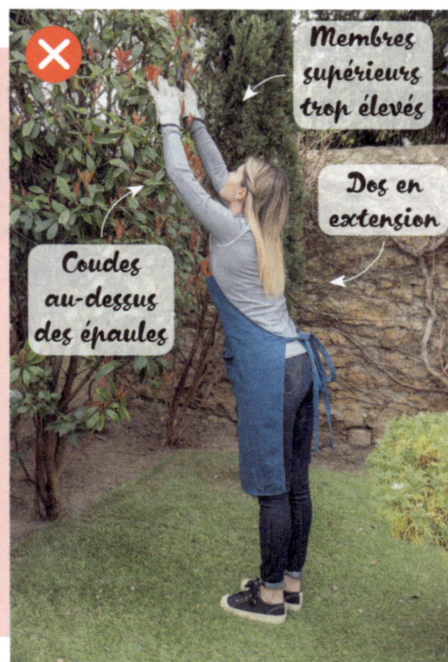

Membres supérieurs trop élevés
Dos en extension
Coudes au-dessus des épaules

Tailler un arbuste

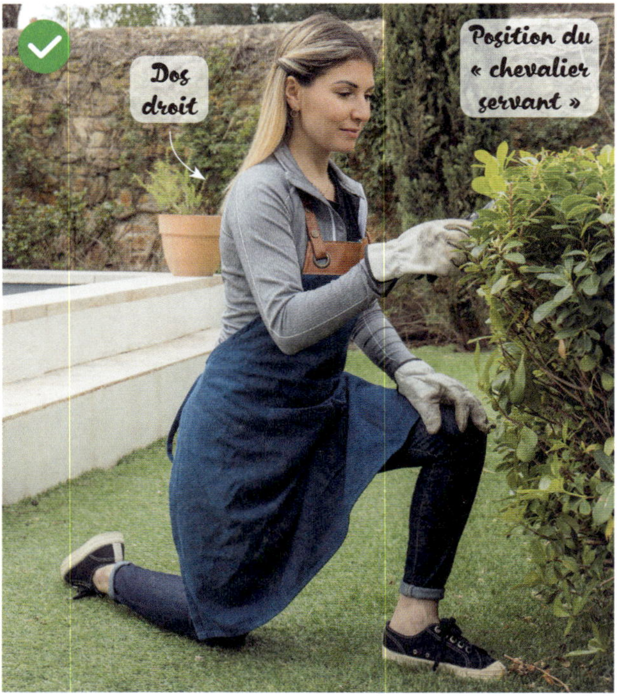

Astuce

Ne maintenez pas la même position trop longtemps et faites des pauses régulières.

Ne sollicitez pas votre dos dans la même position trop longtemps – notamment lors de la taille d'arbres ou de haies souvent trop hautes –, afin d'éviter de cambrer la région lombaire.

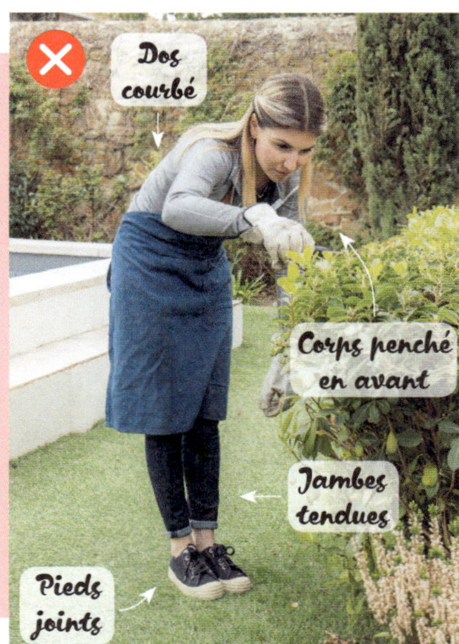

Bricoler sur un plan de travail

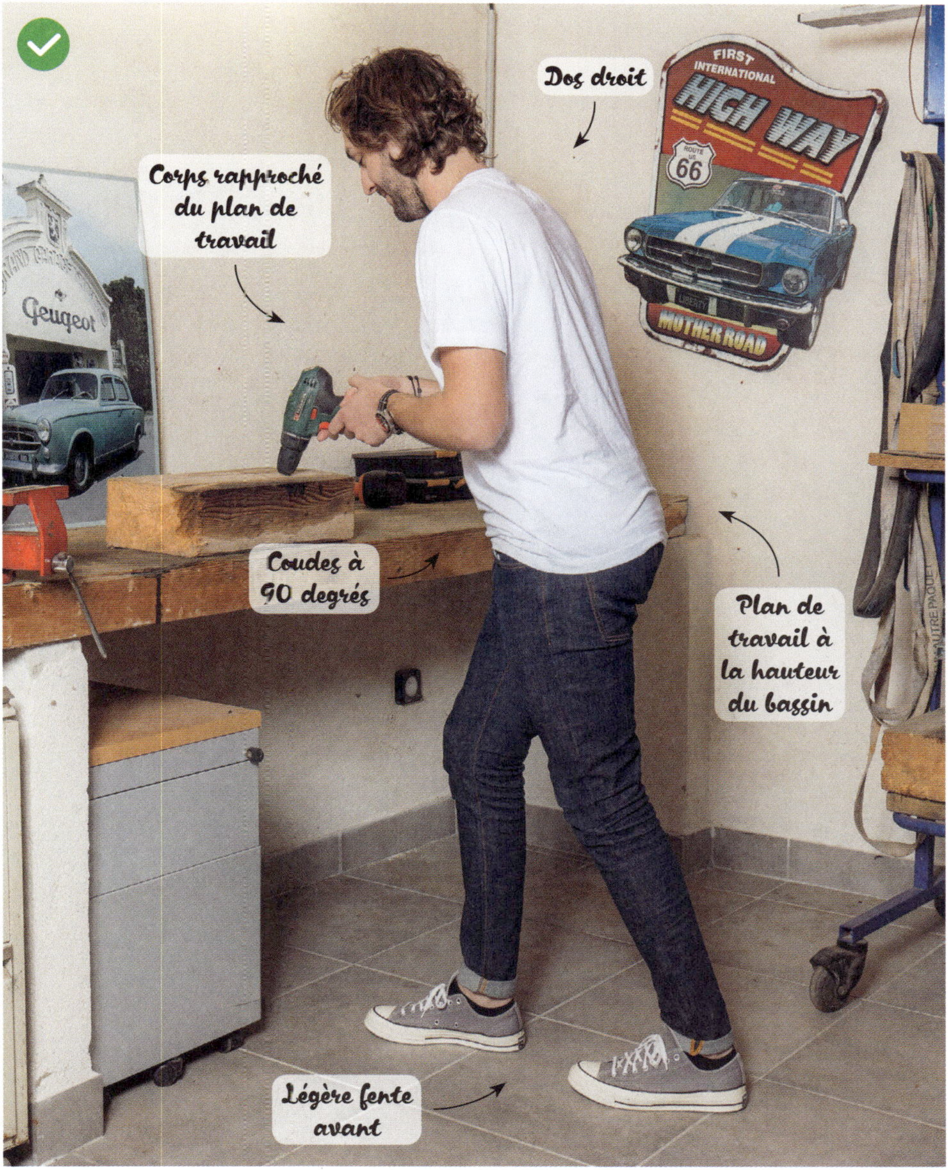
Dos droit
FIRST INTERNATIONAL
HIGH WAY
ROUTE US 66
MOTHER ROAD
Corps rapproché du plan de travail
Peugeot
Coudes à 90 degrés
Plan de travail à la hauteur du bassin
Légère fente avant

Tout d'abord, ajustez votre position en fonction de la hauteur de votre plan de travail ; rapprochez-vous si nécessaire pour éviter une mauvaise position. Votre plan de travail doit être situé à la hauteur de votre bassin. Dans les activités où vous devez vous pencher en avant, redressez-vous et pliez un ou les deux membres inférieurs afin de protéger votre colonne vertébrale. Prendre des précautions pour les travaux domestiques est une priorité lorsqu'on cherche à préserver son dos. Pour cela, quelques bonnes pratiques peuvent être adoptées :

- adaptez votre plan de travail, surélevez-le quand c'est possible ;
- pour déplacer ou transporter des charges lourdes, pliez les jambes en gardant le buste le plus droit possible et pensez à rapprocher au maximum la charge de votre corps ;
- pour soulever une charge, ramenez celle-ci le plus près possible de votre corps en pliant les membres inférieurs, afin de ne pas forcer sur la colonne vertébrale ;
- changez régulièrement de position pour ne pas solliciter les mêmes groupes musculaires trop longtemps.

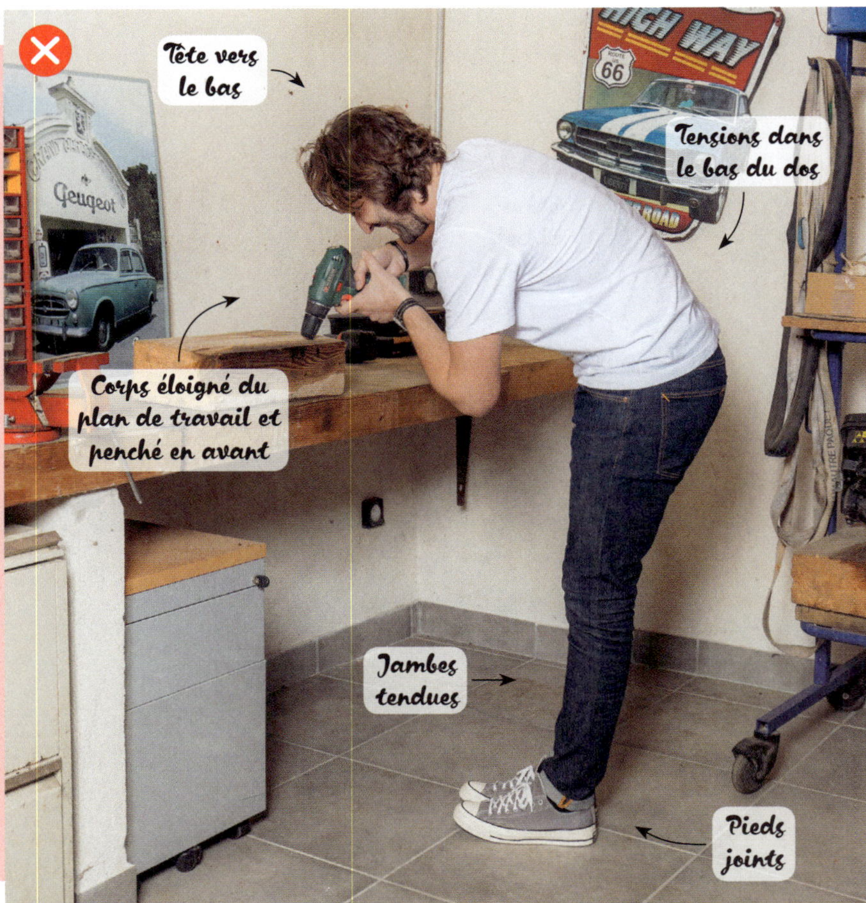
Tête vers le bas
Tensions dans le bas du dos
Corps éloigné du plan de travail et penché en avant
Jambes tendues
Pieds joints
HIGH WAY
66

LE SPORT

La course

Bonne nouvelle : vous avez repris le sport ! Pour ne pas vous blesser en faisant votre jogging et pour vous améliorer, vous pouvez suivre ces simples conseils.

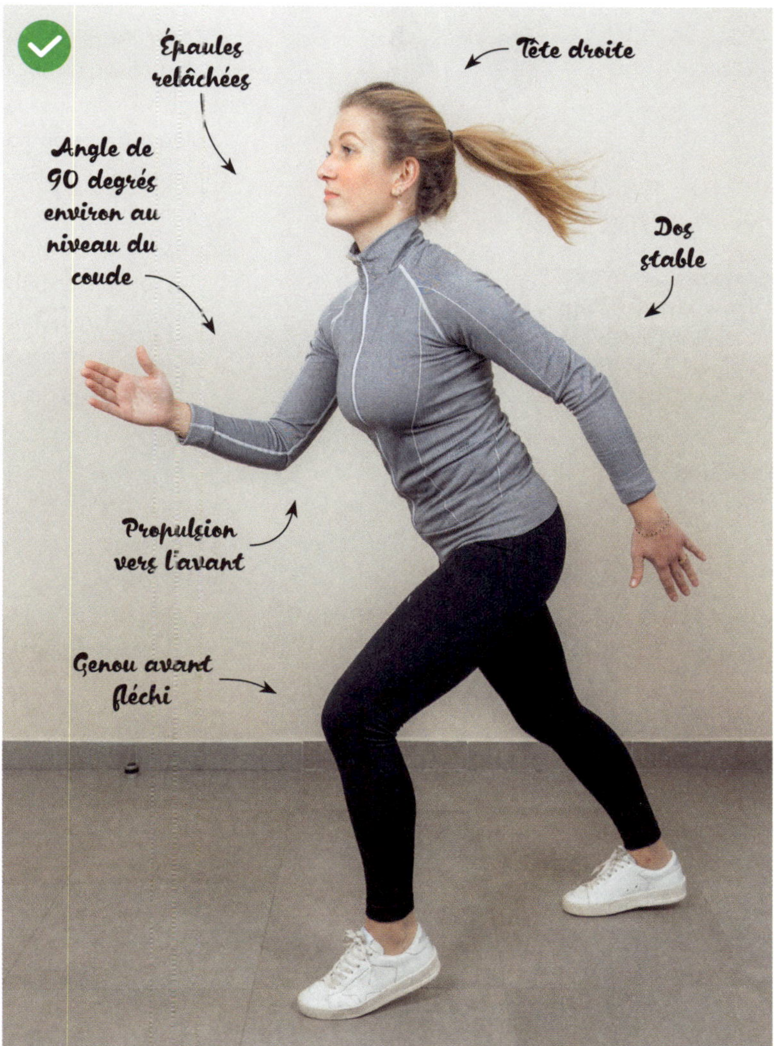

Épaules relâchées
Tête droite
Angle de 90 degrés environ au niveau du coude
Dos stable
Propulsion vers l'avant
Genou avant fléchi

Sachez que courir lentement ne vous protège pas des traumatismes. Tout d'abord, redressez-vous : imaginez que vous avez un fil accroché au-dessus de votre tête qui vous tire vers le haut. Gardez votre buste stable ; maintenez vos abdominaux et les muscles de votre dos gainés pour permettre une poussée plus efficace de vos jambes sur le sol. Resserrez vos omoplates afin d'ouvrir vos épaules et de les empêcher de se courber vers l'avant. Penchez-vous légèrement vers l'avant pour une meilleure propulsion. Maintenez le regard à l'horizontale. Trouvez votre rythme : optez plutôt pour un rythme moyen au début en vous aidant du balancement de vos bras. Celui-ci doit se faire d'avant en arrière et non de droite à gauche. Pour cela, le mouvement doit partir des épaules, et vous devez plier vos coudes à 90 degrés environ. Gardez-les près du corps et ne serrez pas les poings pour ne pas créer de tension supplémentaire.

- *Remarque* : la course à pied est différente de la marche. Le mouvement ne doit pas commencer par le talon en appui au sol, mais par l'ensemble du membre inférieur, notamment par le genou fléchi en avant.

Le petit plus

Avant de démarrer votre footing, échauffez l'ensemble de vos articulations et muscles de votre corps.
Un fort tassement de la semelle, le fait de sentir les irrégularités du terrain, ou encore des échauffements au niveau du pied sont des signes qu'il faut changer de chaussures de course.

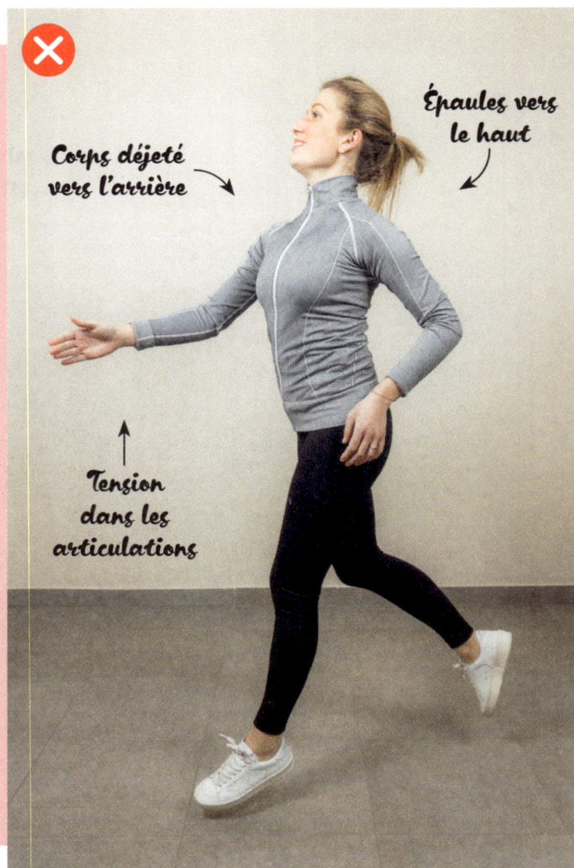

Porter son sac de sport

Porter un sac seulement d'un côté du corps entraîne une inclinaison des épaules et du buste pour contrebalancer le poids. Cela augmente la tension dans les articulations et les muscles sur l'ensemble d'un côté. De plus, la lanière se situant sur l'épaule vient écraser les éléments vasculaires et nerveux, ce qui peut causer des douleurs lancinantes partant des cervicales et allant jusque dans l'épaule et le bras. Voilà pourquoi il faut commencer par gainer les abdominaux et maintenir le dos droit autant que possible. Pour éviter ce problème d'asymétrie du poids, alternez régulièrement la position du sac à droite et à gauche, en le tenant par la main. De cette manière, vos muscles travaillent également de chaque côté. Si votre sac est lourd, rapprochez-le le plus possible du centre de gravité de votre corps.

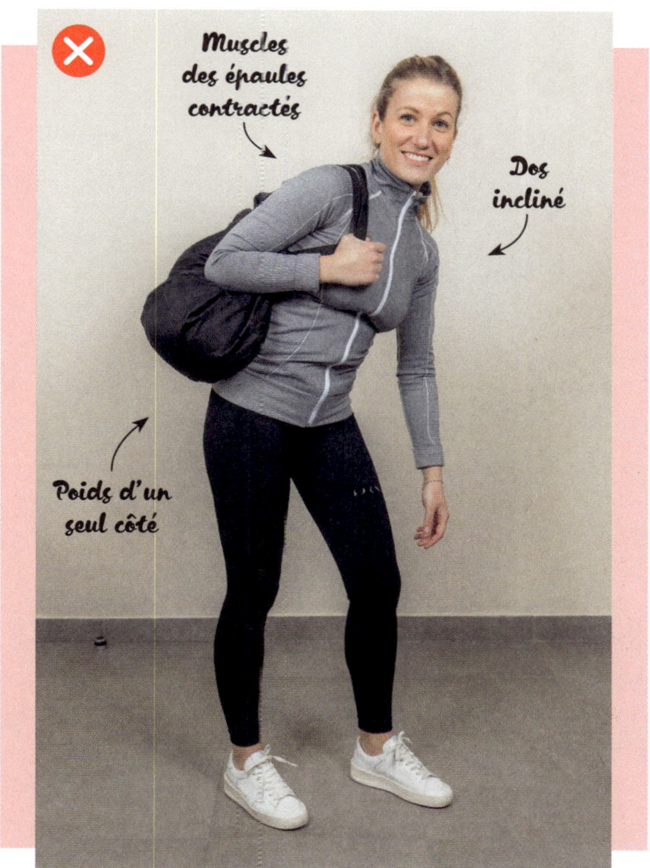

Astuce

Limitez le contenu de votre sac au strict nécessaire. Optez pour un sac de petite taille.

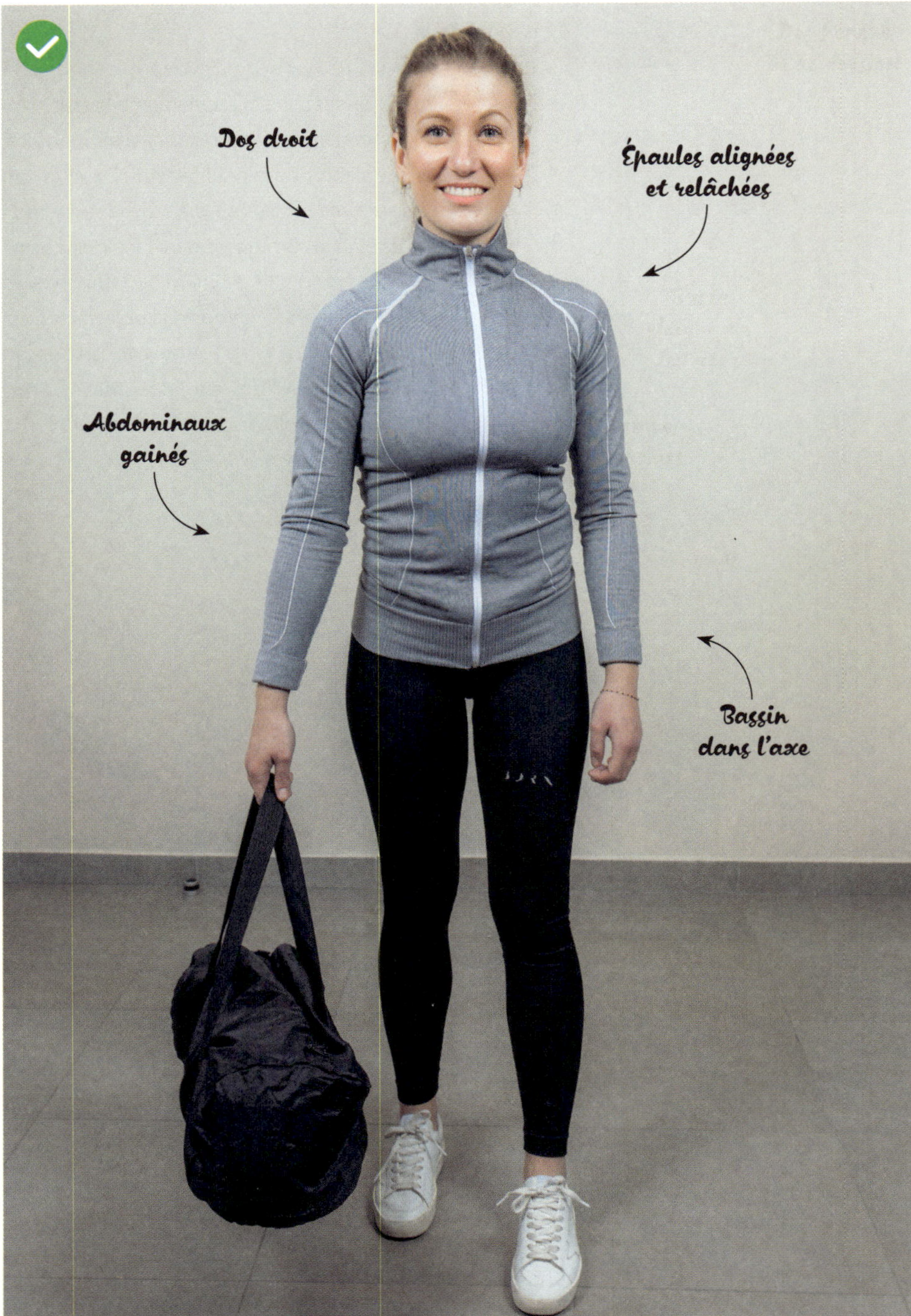
Dos droit
Épaules alignées
et relâchées
Abdominaux
gainés
Bassin
dans l'axe

AU TRAVAIL

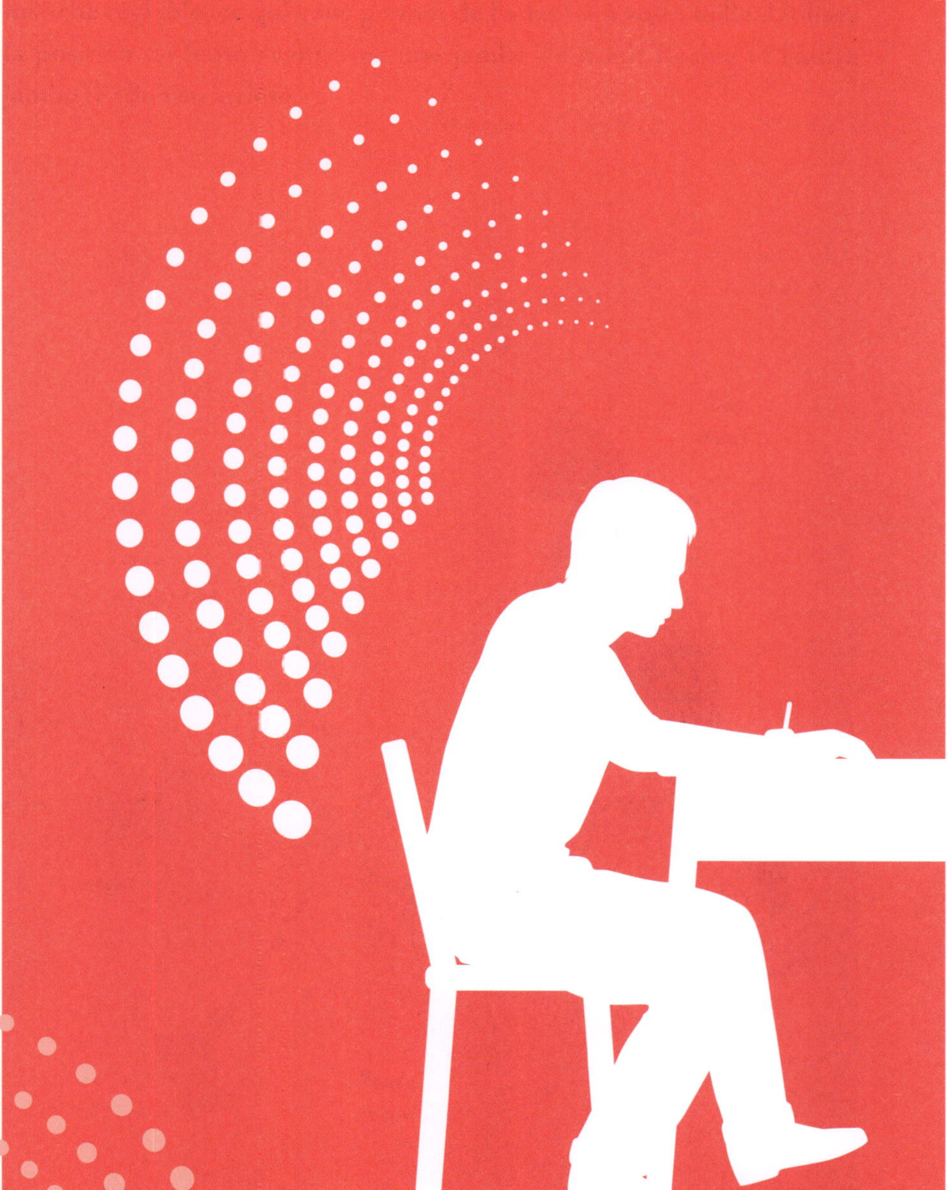

POSTURES STATIQUES (TYPE BUREAUTIQUE)

Chaque jour, nous restons des heures à travailler assis sur une chaise dans une entreprise ou à la maison. Notre corps n'est malheureusement pas conçu pour rester dans cette position de façon prolongée. Une installation ergonomique adaptée à chaque personne est indispensable pour adopter une bonne posture au travail. Vous en tirerez de meilleures performances, tout en minimisant fatigue et stress.

Comment se positionner par rapport à son bureau ?

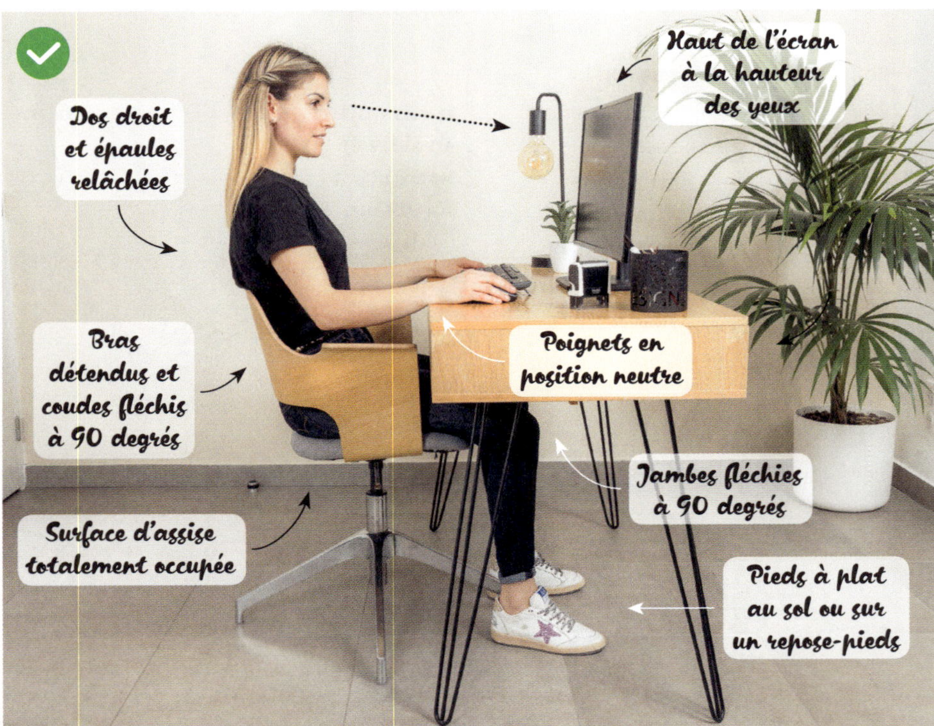

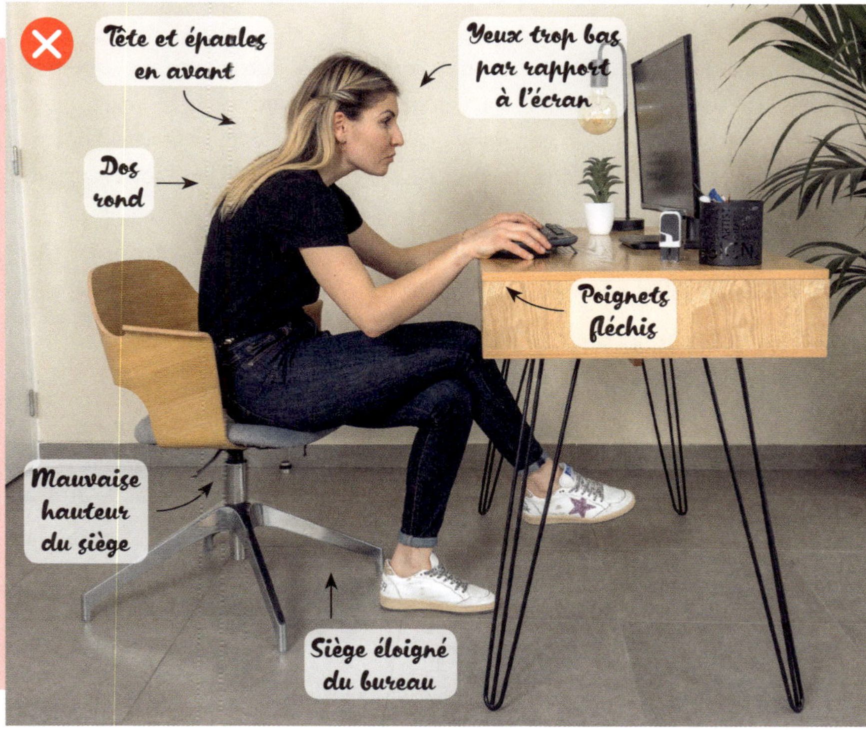
Tête et épaules en avant
Yeux trop bas par rapport à l'écran
Dos rond
Poignets fléchis
Mauvaise hauteur du siège
Siège éloigné du bureau

Adopter la bonne position assise

La première étape consiste à régler votre position assise. Ajustez votre dossier afin que votre dos soit bien soutenu, en vous plaçant au fond de votre siège. Le bas de la chaise doit accompagner la courbure naturelle du bas du dos.

Bien positionner ses bras et ses pieds

Réglez la hauteur de votre bureau afin qu'elle corresponde à celle des accoudoirs. Les avant-bras sont placés en position horizontale. Vos coudes sont fléchis à 90 degrés et restent près du corps. Vos épaules sont détendues, sans être affaissées. Les pieds doivent être posés complètement à plat sur le sol. Vous pouvez aussi utiliser un repose-pieds pour trouver une meilleure position. Lorsqu'on travaille, on a tendance à placer la souris d'ordinateur trop loin du bras, ce qui peut créer des tensions au niveau de l'épaule et des muscles du cou. Pour lutter contre l'inconfort et adopter une bonne posture devant l'ordinateur, rapprochez votre souris du bord du bureau. Idem pour le clavier, qui ne doit pas être trop loin des mains et à environ 10-15 cm du bord du bureau.

Comment aménager son poste de travail ?

Régler la hauteur du fauteuil

Réglez la hauteur de l'assise pour que vos cuisses soient à l'horizontale. Pour trouver plus facilement la hauteur adéquate de votre siège, placez-vous debout face au fauteuil et réglez l'assise de manière à la positionner juste en dessous de vos genoux.

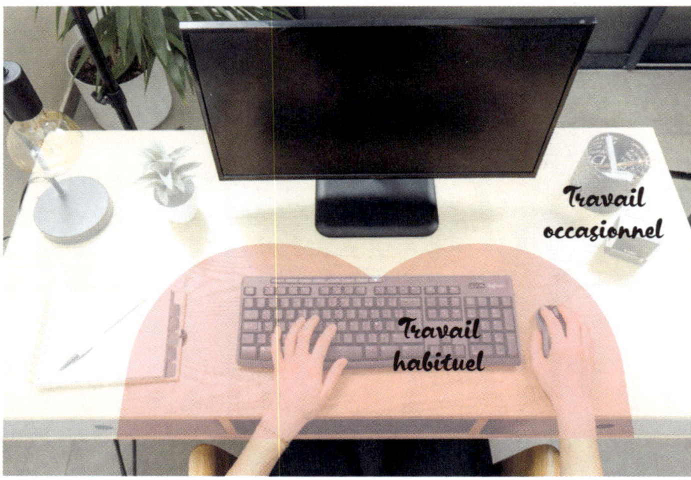

Astuce

La recherche d'une bonne ergonomie passe aussi par une disposition particulière des accessoires et périphériques, pensée en fonction de chacun. Assurez-vous d'avoir tous vos principaux outils de travail à portée de main (stylos, bloc-notes, etc.).

Procurez-vous des outils adaptés tels qu'un repose-poignets, une souris ergonomique ou encore une chaise ergonomique.

Bougez lors de vos moments de pause pour éviter de tenir trop longtemps une position sédentaire.

Régler la hauteur et la position de l'écran

Assurez-vous que le haut de votre écran est à la hauteur de vos yeux ou juste en dessous et que vous pouvez le regarder de face. L'écran d'ordinateur doit être placé à une distance minimale équivalente à un bras tendu sans toucher l'écran, soit entre 50 et 70 cm environ. N'hésitez pas à l'incliner légèrement, de 15 degrés environ vers le haut, afin d'éviter tout reflet éblouissant. Assurez-vous de bien régler la luminosité de l'écran selon votre environnement de travail. Dans un endroit sombre, baissez au maximum la luminosité pour protéger vos yeux. Dans un environnement éclairé, vous pouvez opter pour une luminosité plus forte.

Comment se positionner pour le télétravail à la maison ?

Pour un travail efficace à la maison, vous devez aménager votre bureau avec vos propres outils, puisque vous n'avez pas forcément l'équipement nécessaire. Adoptez une bonne posture qui ne crée pas de tensions, susceptibles de vous déconcentrer et de diminuer votre confort de travail.

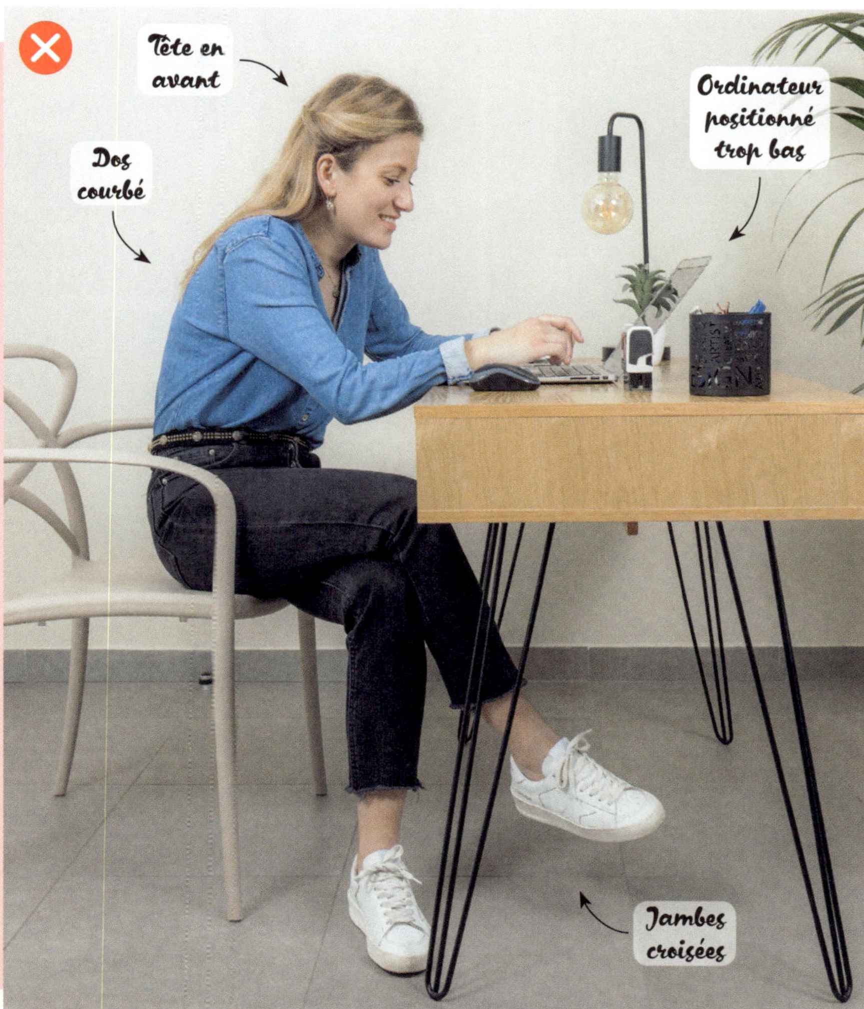
Tête en avant
Dos courbé
Ordinateur positionné trop bas
Jambes croisées

Surélever son ordinateur portable

Dans la mesure du possible, privilégiez l'utilisation d'un ordinateur fixe plutôt qu'un ordinateur portable. Si vous devez utiliser un ordinateur portable, rehaussez le haut de l'écran à la hauteur de vos yeux. Vous pouvez trouver toutes sortes d'objets dans la maison pour satisfaire ce besoin, par exemple une boîte de rangement, des ramettes de papier, un livre, etc. Si vous avez plusieurs écrans, alignez-les à la même hauteur, au niveau de vos yeux. Pour savoir en détail à quelle hauteur et à quelle distance positionner votre écran, consultez la rubrique « Régler la hauteur et la position de l'écran » p. 74.

Optimiser sa posture sans fauteuil de bureau

Dans la mesure du possible, il faut favoriser les critères suivants : une chaise avec un bon soutien pour le dos, confortable et réglable. Gardez le dos droit, les épaules relâchées. Vos coudes doivent être posés de façon à former un angle de 90 à 100 degrés. Les genoux sont à la hauteur des hanches, les jambes doivent être détendues et les pieds posés au sol. La manière dont vous placez vos pieds, vos jambes et votre bassin sur la chaise détermine aussi la position de votre colonne vertébrale, puisque celle-ci s'adapte en fonction de vos appuis. Si vos genoux sont trop pliés, par exemple, vous aurez beaucoup plus de mal à tenir le bas de votre dos.

Astuce

Utilisez un coussin ou une serviette enroulée que vous placez au niveau de votre bas du dos (creux lombaire) pour un meilleur soutien.

Si votre chaise n'est pas réglable et que votre table est trop haute, vous pouvez utiliser une cale sous vos fesses (un coussin par exemple) pour vous surélever.

Si votre table est trop basse, vous pouvez positionner une cale sous vos coudes tout en gardant vos épaules basses.

Essayez de trouver un équilibre entre le positionnement de votre bas du corps et celui du haut du corps afin d'adopter la position la plus naturelle possible.

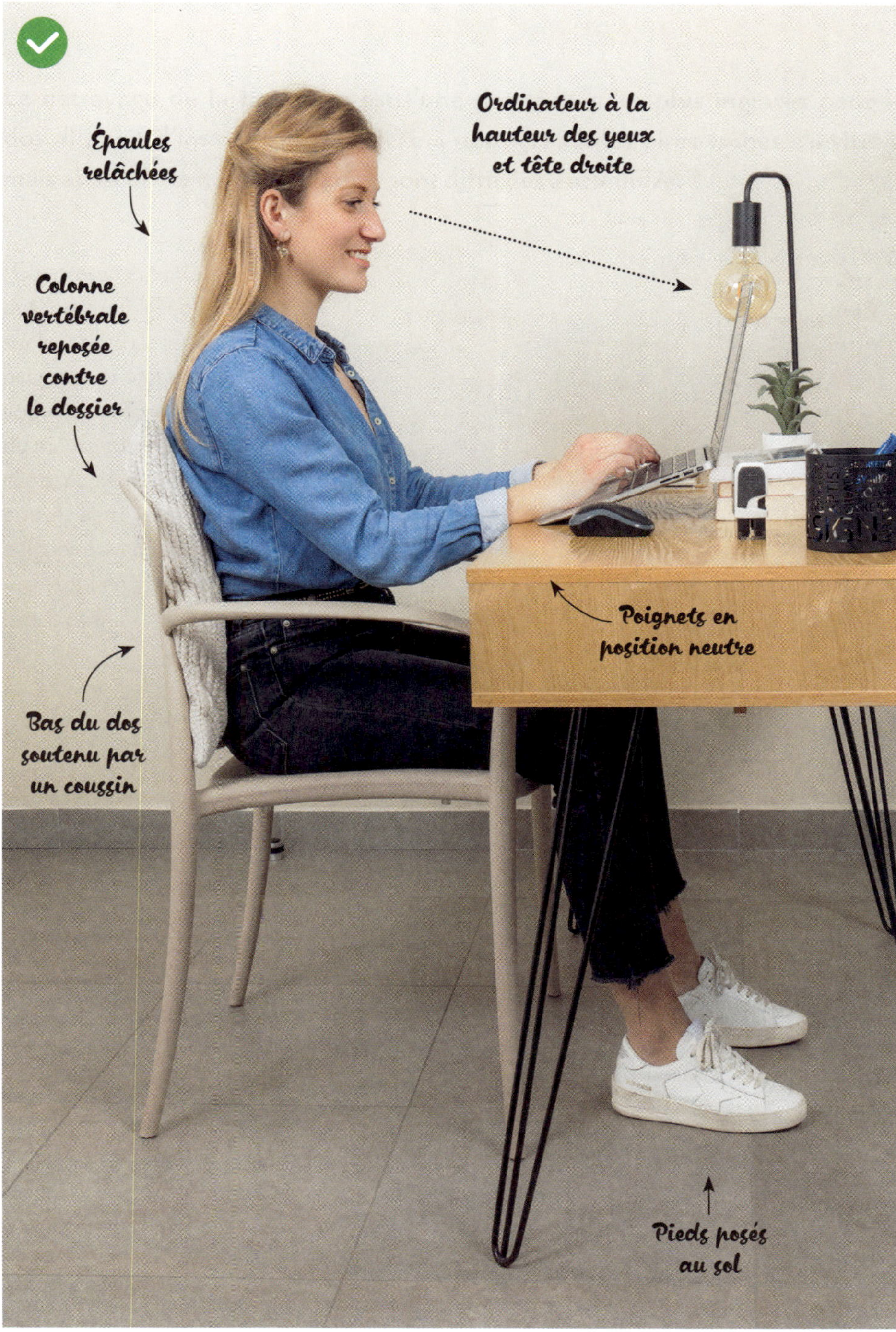

Épaules relâchées
Ordinateur à la hauteur des yeux et tête droite
Colonne vertébrale reposée contre le dossier
Poignets en position neutre
Bas du dos soutenu par un coussin
Pieds posés au sol

Répondre au téléphone

Selon les professions, les appels téléphoniques peuvent être très fréquents. Il est important de préserver son dos dans cette activité, car téléphoner dans une mauvaise position pendant plusieurs heures provoque des tensions musculaires.

Pour nous faciliter la tâche et garder nos deux mains libres, nous avons souvent tendance à coincer notre téléphone entre l'épaule et l'oreille. Cette position sursollicite les muscles trapèzes supérieurs, avec pour conséquence des douleurs chroniques dans le haut du dos ou des douleurs aiguës comme dans le cas du torticolis. Au téléphone, maintenez votre tête bien droite dans l'axe de la colonne vertébrale. Si vous avez besoin de vos deux mains libres, optez pour un casque ou des écouteurs qui vous aideront à ménager vos trapèzes. Autre option : le haut-parleur est aussi une solution qui permet de prendre des notes ou d'utiliser son ordinateur tout en téléphonant.

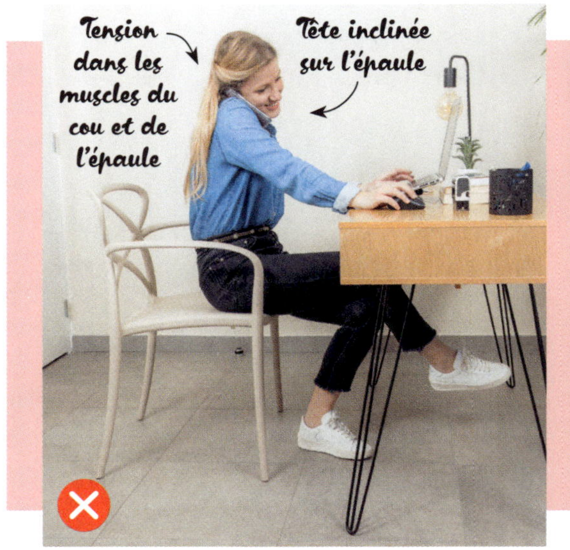
Tension dans les muscles du cou et de l'épaule
Tête inclinée sur l'épaule

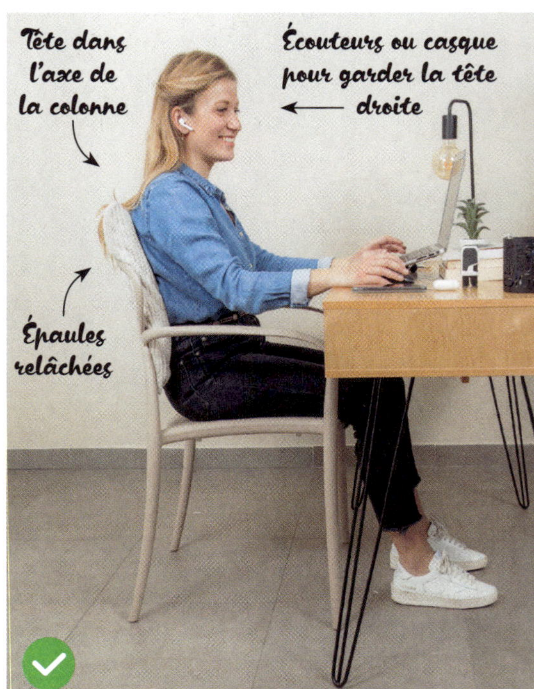
Tête dans l'axe de la colonne
Écouteurs ou casque pour garder la tête droite
Épaules relâchées

POSTURES DYNAMIQUES

Soulever, porter ou tirer de lourdes charges met à rude épreuve les travailleurs. Lorsqu'on doit porter ou déplacer des charges au quotidien, il est important de connaître les bonnes postures pour se préserver.

Les professionnels impliqués dans la manutention manuelle de charges lourdes courent le risque de se blesser en soulevant et en transportant des charges, en particulier lorsque :

- la charge est trop lourde, difficile à saisir ou trop volumineuse ;
- l'effort physique est trop intense ;
- ils doivent se plier et se tordre lors de la manipulation de charges lourdes.

Comment soulever une charge dans son travail ?

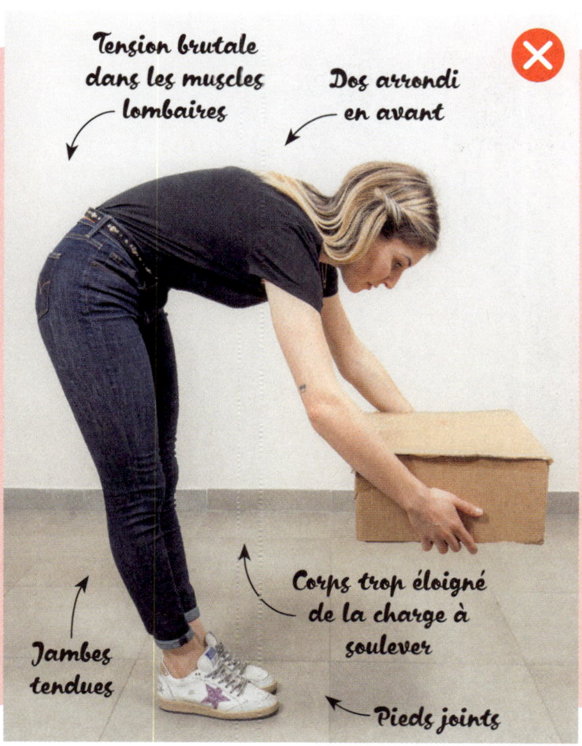
Tension brutale dans les muscles lombaires
Dos arrondi en avant
Corps trop éloigné de la charge à soulever
Jambes tendues
Pieds joints

Lorsqu'un individu soulève des objets au-dessus de la hauteur de ses épaules, son dos a tendance à se courber et ses bras agissent comme de longs leviers. La charge devient plus difficile à contrôler et le risque de blessure est considérablement accru.

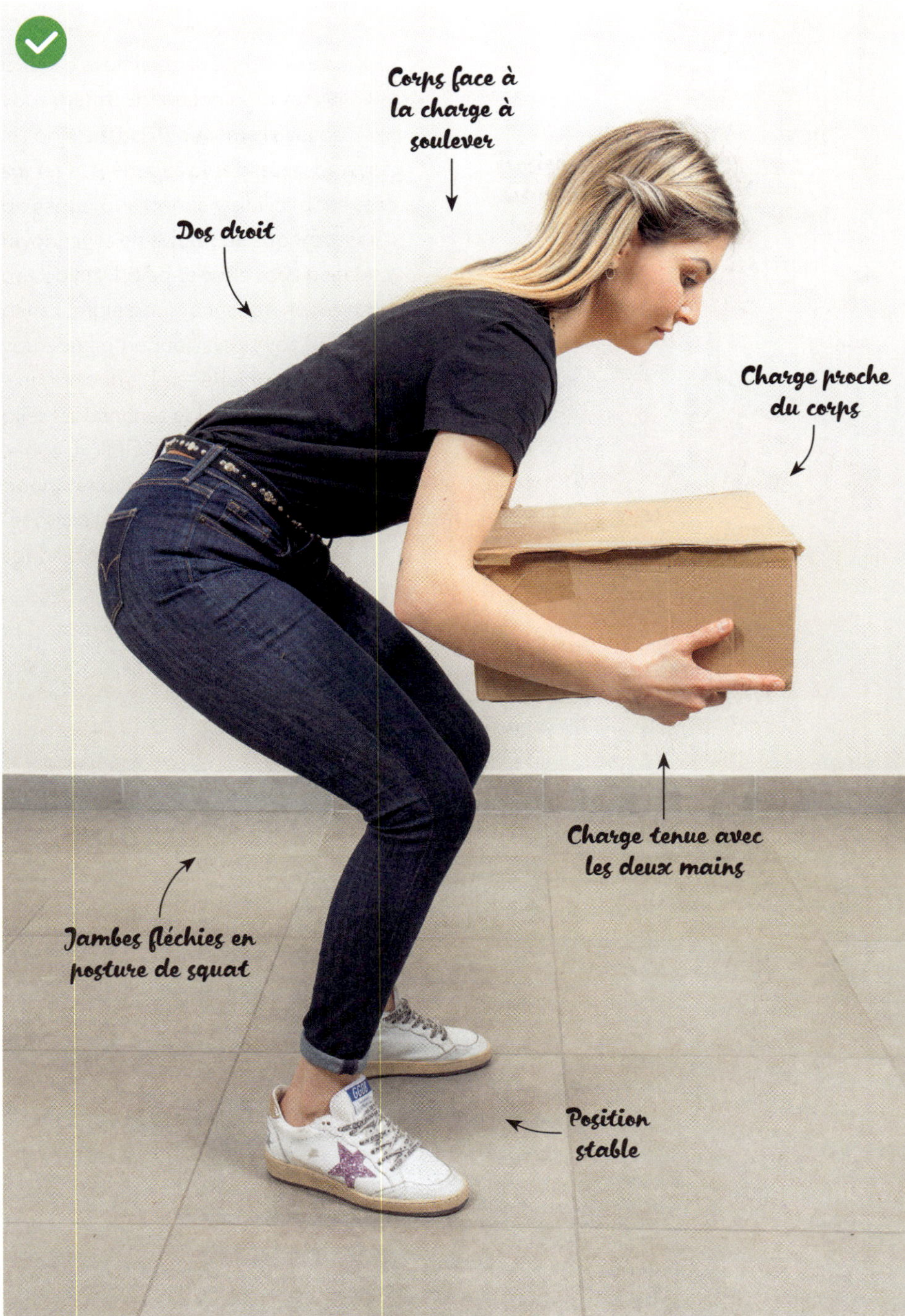
Corps face à la charge à soulever
Dos droit
Charge proche du corps
Charge tenue avec les deux mains
Jambes fléchies en posture de squat
Position stable

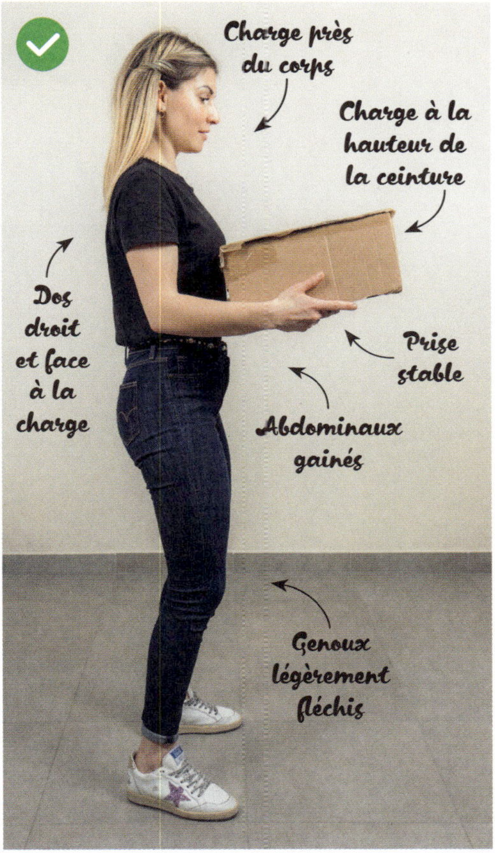

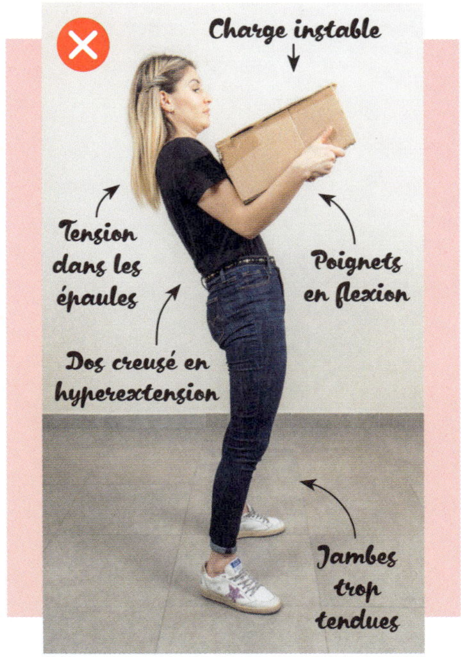

Astuce

Évitez les à-coups lors du soulèvement.

Bougez la charge avant de la soulever pour évaluer le poids à porter.

Voici les règles de base à respecter pour soulever une charge lourde.

- Soyez stable sur vos appuis en veillant à ce que la largeur entre vos deux pieds soit la même que celle de votre bassin. Recherchez votre équilibre.
- Mettez-vous face à la charge afin d'éviter les torsions de la colonne.
- Fléchissez les genoux.
- Soulevez la charge en pliant les jambes afin de garder la colonne vertébrale droite. Évitez de vous baisser plus bas que nécessaire.
- Saisissez fermement la charge avec les deux mains pour bien répartir le poids.
- Soulevez avec le dos droit et plat (ne pas courber le dos en avant). Quand vous soulevez la charge avec le dos droit, les disques intervertébraux sont sollicités uniformément.
- Rapprochez au maximum la charge du corps. Plus vous portez la charge près du corps, moins votre colonne vertébrale est sollicitée.
- Pour poser votre charge, réalisez la même série de mouvements dans le sens inverse.

Comment déplacer une charge ?

Les mouvements répétitifs sont particulièrement dangereux lorsqu'ils font appel au même groupe de muscles et d'articulations de façon répétée, trop souvent, trop rapidement et pendant trop longtemps. Voilà pourquoi il faut être attentif à la posture adoptée pour déplacer une charge d'un endroit A à un endroit B.

La posture est identique à celle précédemment décrite pour soulever une charge avant de la déplacer. Voici la règle de base pour déplacer votre objet une fois qu'il est dans vos mains : votre dos, vos membres (supérieurs et inférieurs), votre bassin et vos jambes doivent former un seul et même bloc. Tenez la charge au plus près du corps et pivotez de manière à conserver l'ensemble du corps face à la charge. On évite ainsi les torsions dorso-lombaires.

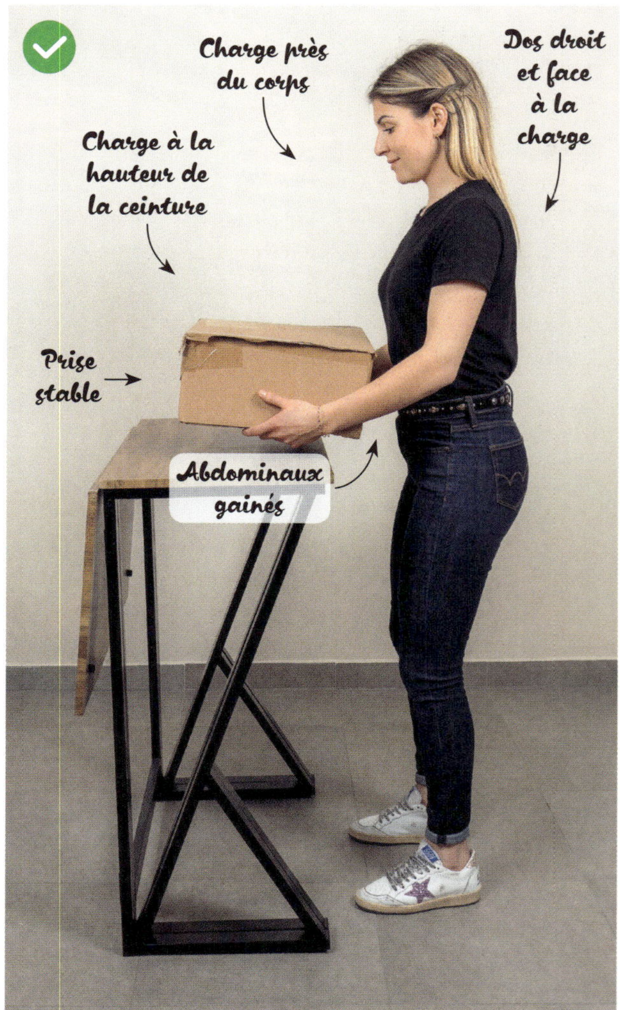

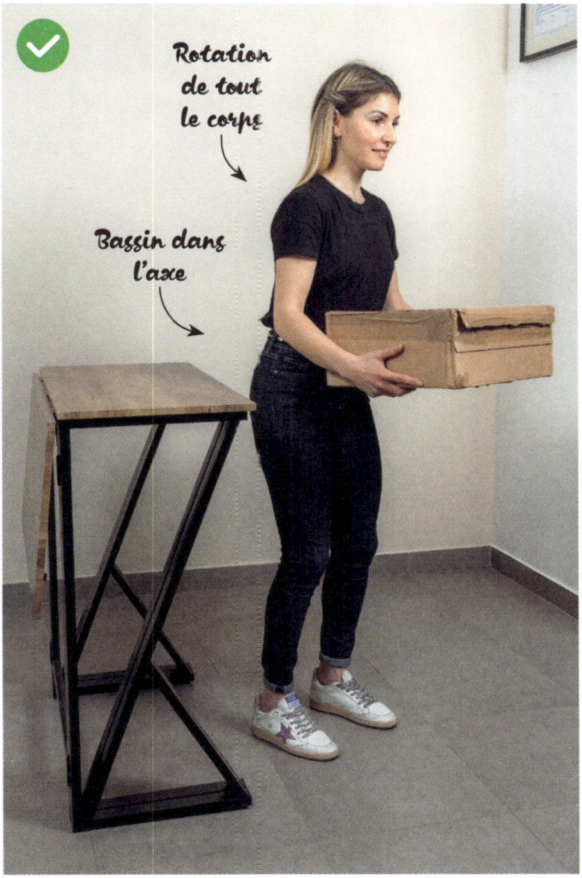

Astuce

Pour les charges les plus encombrantes, vous pouvez utiliser un engin d'aide à la manutention de charges (tel qu'un diable) pour ne pas avoir à forcer sur votre dos. Dans ce cas, poussez les charges au lieu de les tirer.

Dans la mesure du possible, réduisez le poids unitaire des charges.

Prévoyez des moments de pause réguliers pour mettre vos muscles au repos si vous devez porter plusieurs charges et répéter maintes fois les mêmes gestes au cours de votre journée de travail.

Pratiquez une activité sportive en dehors du travail pour renforcer les muscles du dos, ce qui permet d'éviter une éventuelle blessure liée au port de charges quotidien.

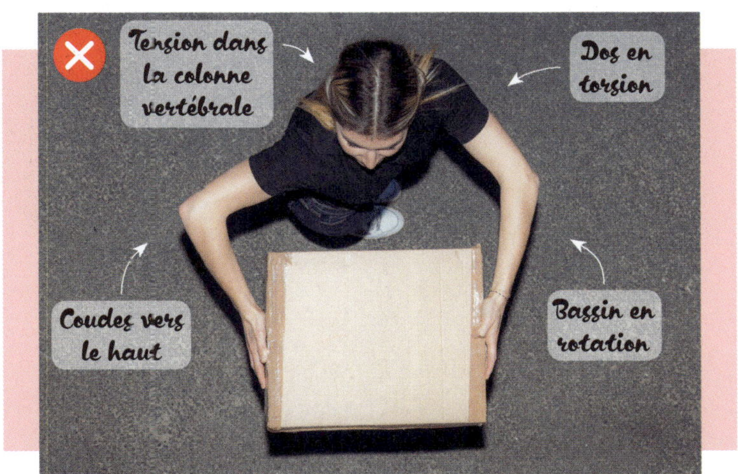

8 étirements pour les postures statiques

Puisque le fait de passer des heures devant l'ordinateur n'est pas idéal pour notre santé, il existe des étirements faciles à faire pendant, avant ou après votre journée de travail.

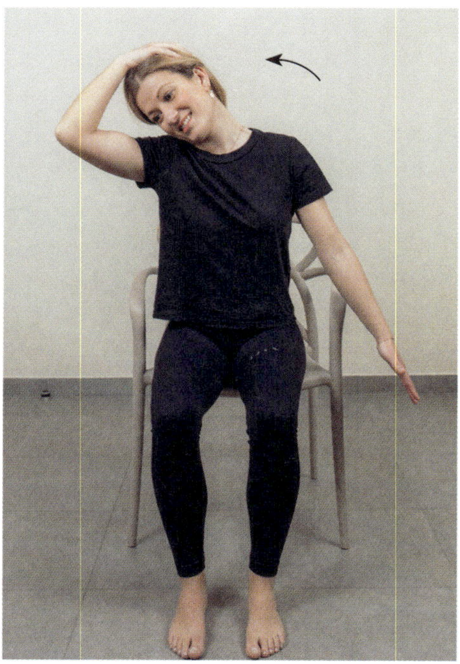

Étirement des muscles latéraux du cou : scalènes

À l'aide de votre main, rapprochez l'oreille gauche de l'épaule gauche. Maintenez votre épaule droite vers le bas.

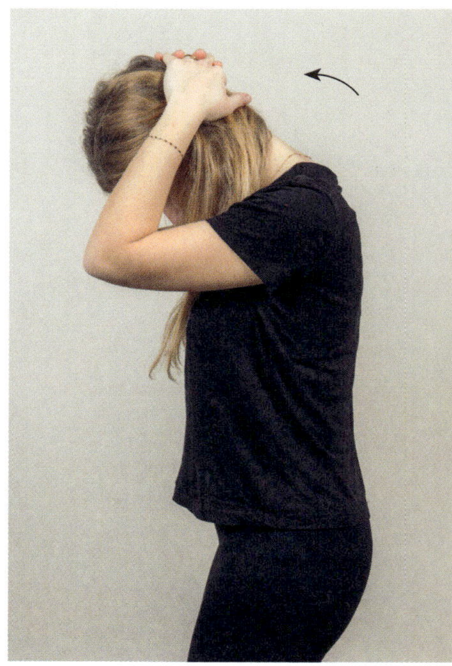

Étirement bilatéral des muscles postérieurs du cou : trapèzes

Placez vos mains derrière votre nuque et ramenez votre tête vers le bas en gardant le dos droit.

Loin d'être naturelle pour le corps humain, la position assise est dommageable pour la santé, à court comme à plus long terme. Que vous soyez installé au bureau ou en télétravail à la maison, jetez un coup d'œil à nos conseils et propositions d'étirements du quotidien.

- ***Remarque*** : pour chaque exercice, maintenez la position d'étirement pendant 30 secondes de chaque côté, de manière à sentir une légère tension et non une douleur. Réalisez le mouvement progressivement et non par à-coups. Respirez pendant l'exercice et gagnez en amplitude au fur et à mesure. Tous les exercices doivent être réalisés au moins une fois de chaque côté.

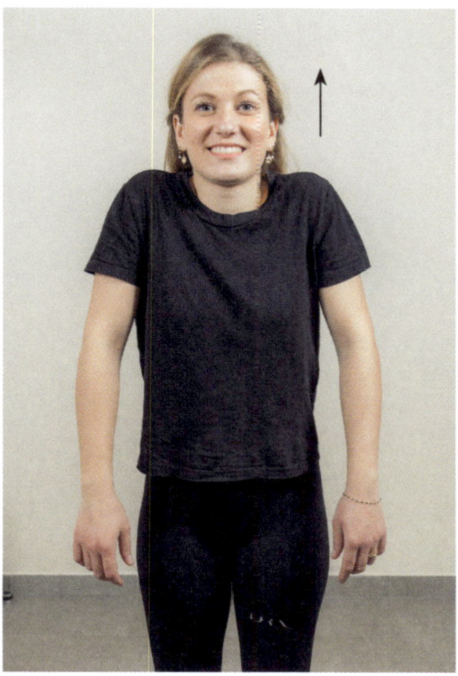

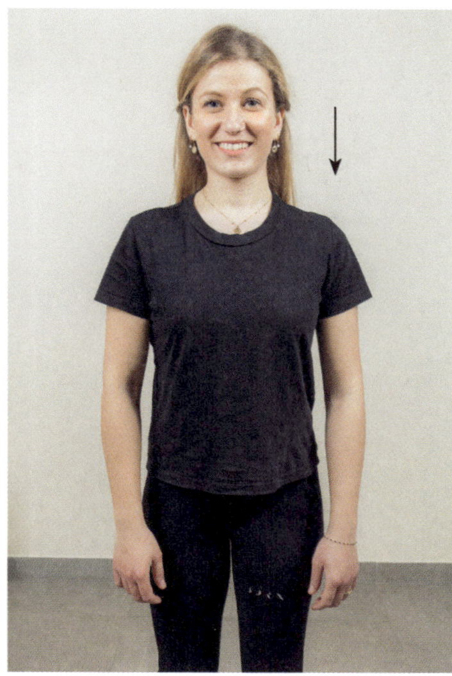

Étirement musculaire des épaules

Levez les épaules le plus haut possible, puis baissez-les au maximum. Répétez le mouvement plusieurs fois pendant 30 secondes.

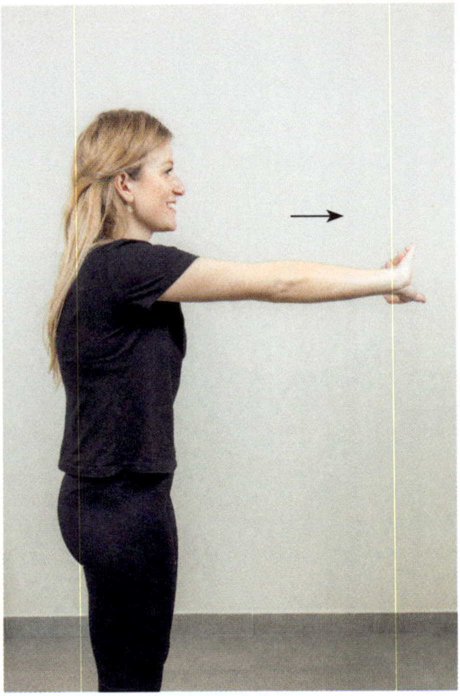

Étirement musculaire des bras et du dos

Entrelacez vos doigts et étendez vos bras vers l'avant, en les éloignant au maximum de votre buste. Puis levez les bras vers le ciel dans la même position.

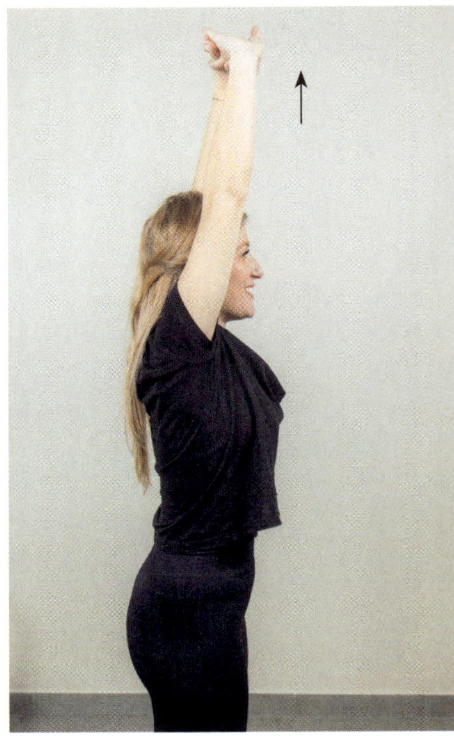

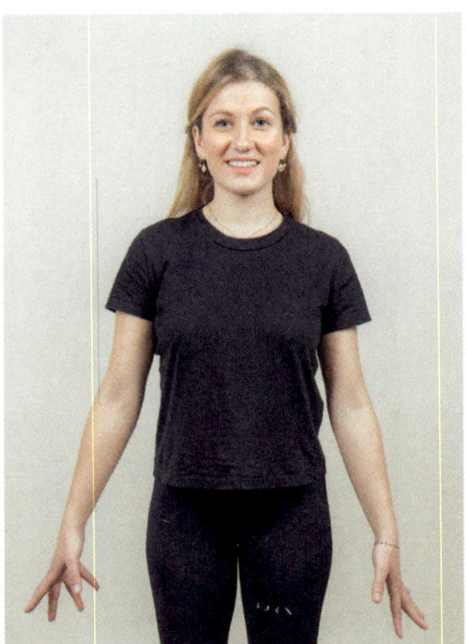

Mobilisation des doigts

Secouez vos doigts dans un sens, puis dans l'autre, en gardant les épaules relâchées.

Étirement musculaire des avant-bras : fléchisseurs/extenseurs du coude

Poussez vos mains l'une contre l'autre au niveau de votre cage thoracique et baissez vos mains vers le bas, puis tournez les doigts vers le sol.

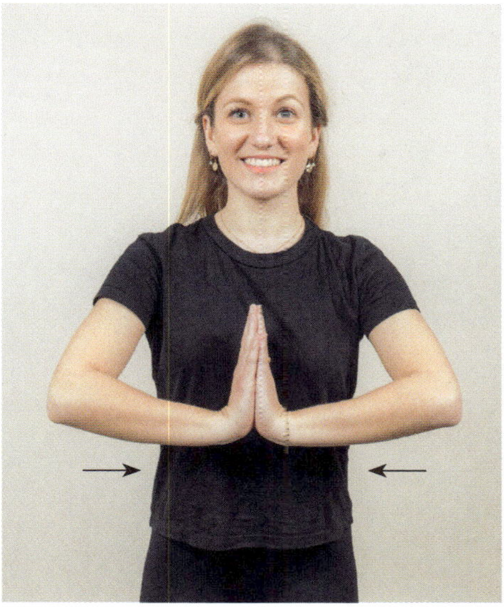

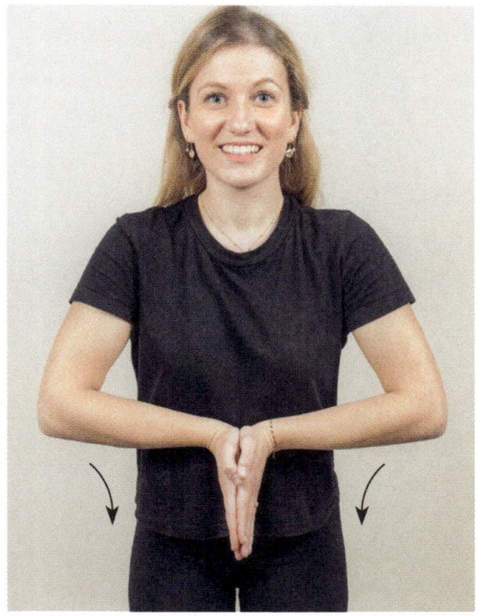

Étirement musculaire des flancs : carré des lombes

Attrapez vos deux coudes au-dessus de la tête et inclinez le buste d'un côté, puis de l'autre.

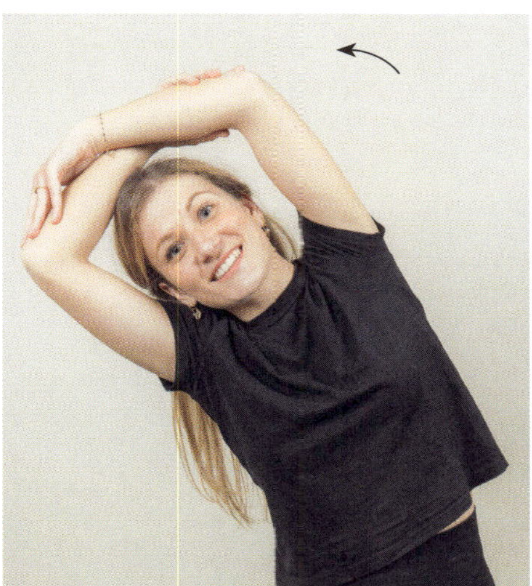

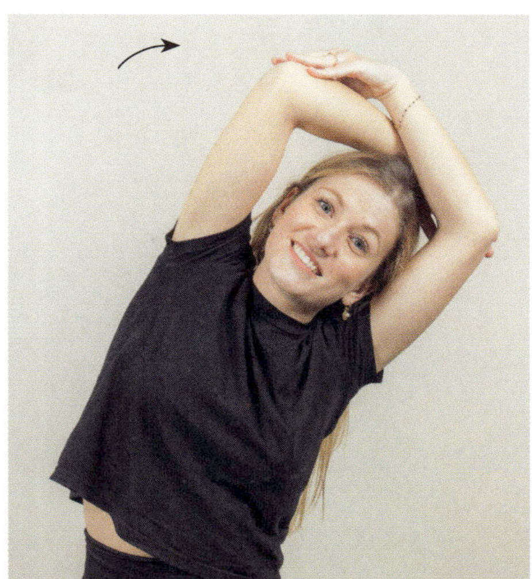

Étirement des muscles du bas du dos

Croisez la jambe droite sur la jambe gauche. Prenez appui avec votre main gauche sur la cuisse droite pour effectuer une rotation du buste vers la droite (et inversement pour l'autre côté).

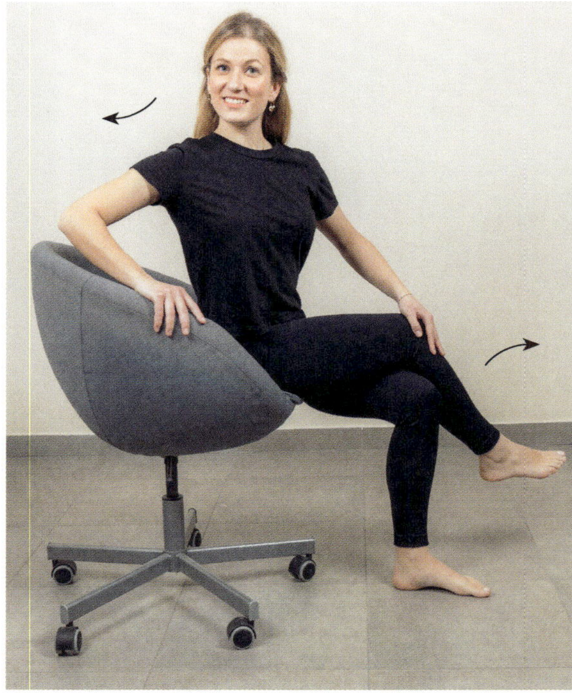

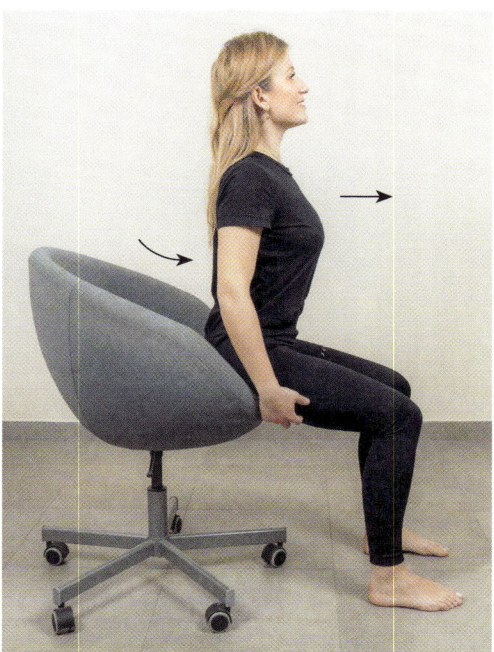

Puis effectuez une extension lombaire : creusez votre dos, ouvrez la cage thoracique et envoyez le sternum vers l'avant. Respirez profondément.

Astuce

Pratiquez une activité sportive régulière en dehors de votre travail afin de renforcer les muscles de votre dos. Ce dernier sera plus résistant à un port de charges intenses si votre ceinture abdominale est gainée.

8 étirements pour les postures dynamiques

Même si votre poste de travail est bien aménagé, des problèmes peuvent survenir si vous n'accordez aucune attention à la façon dont vous réalisez vos tâches quotidiennes.

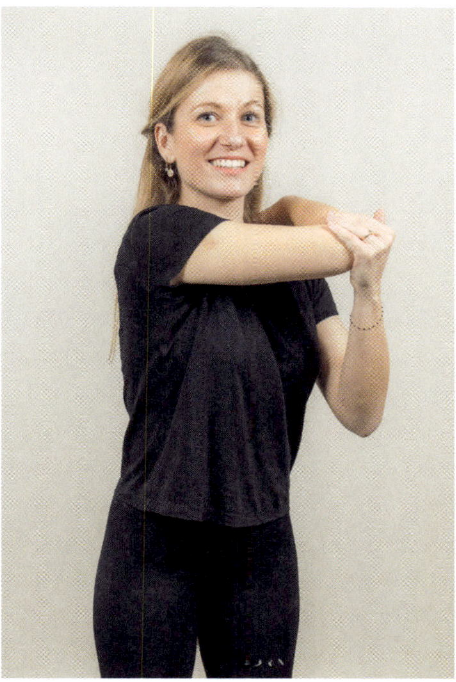

Même en étant prudent, certaines douleurs peuvent survenir pendant ou après votre journée de travail, comme la typique « barre en bas du dos ». Voici quelques exercices que vous pouvez effectuer au quotidien pour les soulager.

Étirement des muscles entre les omoplates : rhomboïde et deltoïde

Pliez un bras devant vous, attrapez le coude dans la main opposée et tirez légèrement vers le sol.

- *Remarque* : pour chaque exercice, maintenez la position d'étirement pendant 30 secondes de chaque côté, de manière à sentir une légère tension et non une douleur. Réalisez le mouvement progressivement et non par à-coups. Respirez pendant l'exercice et gagnez en amplitude au fur et à mesure. Tous les exercices doivent être réalisés au moins une fois de chaque côté.

Étirement des biceps et pectoraux

Attrapez-vos deux mains et levez-les derrière vous. Veillez à ouvrir la cage thoracique et à envoyer le sternum vers l'avant.

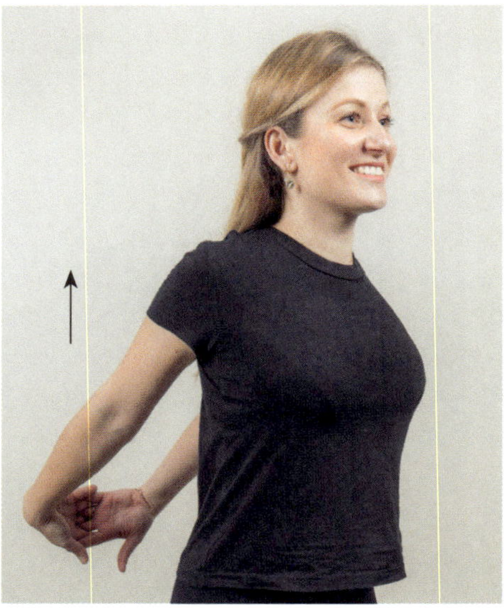

Étirement du triceps

Pliez un bras derrière la tête, attrapez le coude dans la main opposée et tirez légèrement le coude vers l'arrière et derrière la tête.

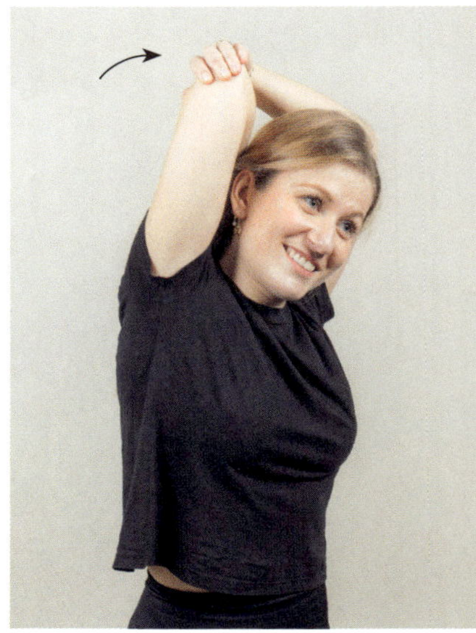

Étirement du psoas-iliaque

Tendez une jambe vers l'arrière, genou au sol. Pliez l'autre jambe vers l'avant, en angle droit, le pied bien à plat. Descendez doucement le bassin vers le sol. Maintenez cette position, respirez, puis changez de côté.

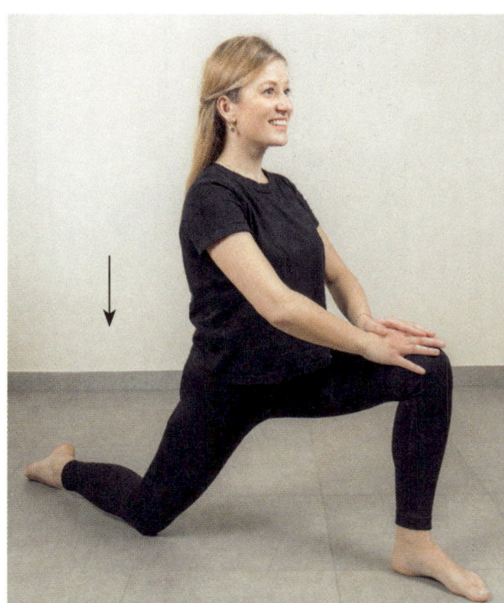

Étirement des muscles lombaires et du grand dorsal

Bras gauche allongé au-dessus de la tête, inclinez le haut du corps sur le côté droit. Respirez, puis, en restant sur le côté droit, inclinez le buste vers l'avant dans la direction du pied droit. Redressez-vous doucement, puis changez de côté.

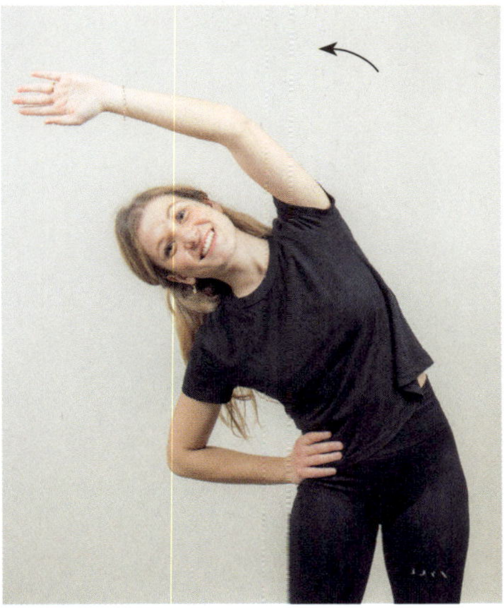

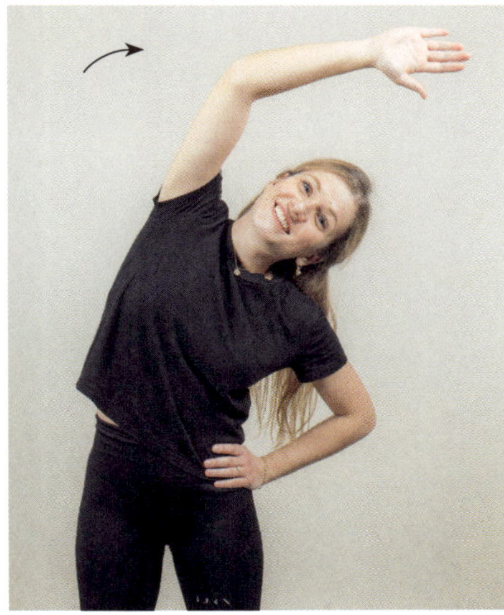

Étirement du quadriceps

Appuyé sur le dossier d'une chaise, pliez une jambe vers l'arrière, attrapez le pied dans la main et pressez le talon contre les fesses. Conservez le dos droit.

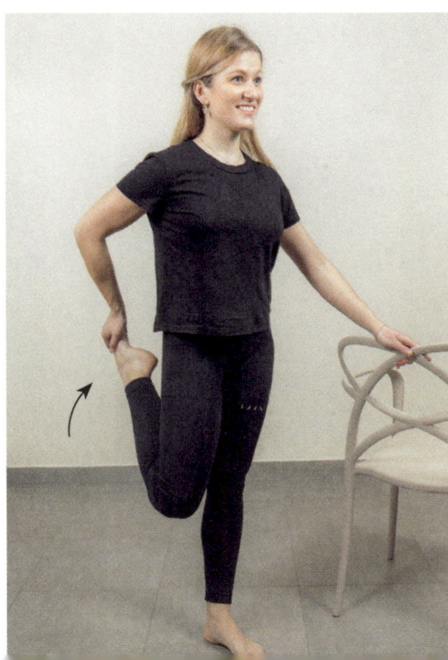

Étirement des ischio-jambiers

Un pied devant l'autre, fléchissez la jambe arrière et gardez la jambe avant tendue en relevant les orteils. Mains sur la cuisse avant, penchez-vous vers l'avant en fléchissant les hanches.

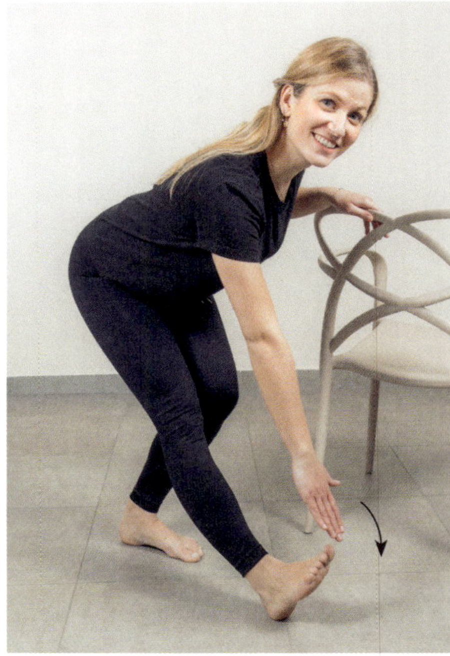

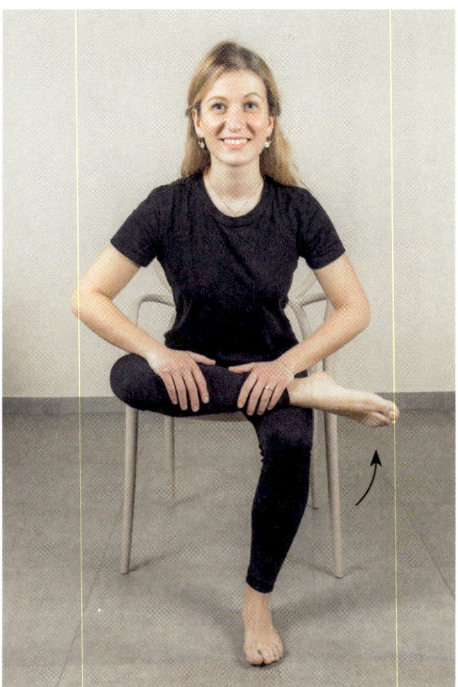

Étirement du piriforme

Asseyez-vous sur une chaise, puis fléchissez le genou droit en posant votre cheville sur la cuisse de la jambe opposée. Plus la cheville sera placée haut sur votre cuisse gauche, plus l'étirement sera intense.

Astuce

Pratiquez une activité sportive régulière en dehors de votre travail afin de renforcer les muscles de votre dos. Ce dernier sera plus résistant à un port de charges intenses si votre ceinture abdominale est gainée.

Yoga des yeux pour soulager la fatigue oculaire

Qui n'a jamais ressenti en fin de journée des sensations de picotement au niveau des yeux, de la fatigue, des yeux secs ou encore des maux de tête ? Ces symptômes sont ceux de la fatigue visuelle. En effet, regarder un écran de manière continue demande aux yeux un effort de convergence maintenu.

Si ces désagréments peuvent facilement polluer notre quotidien et rendre certaines tâches difficiles, il est possible de les limiter grâce à des exercices simples.

Exercices de mise au repos du regard

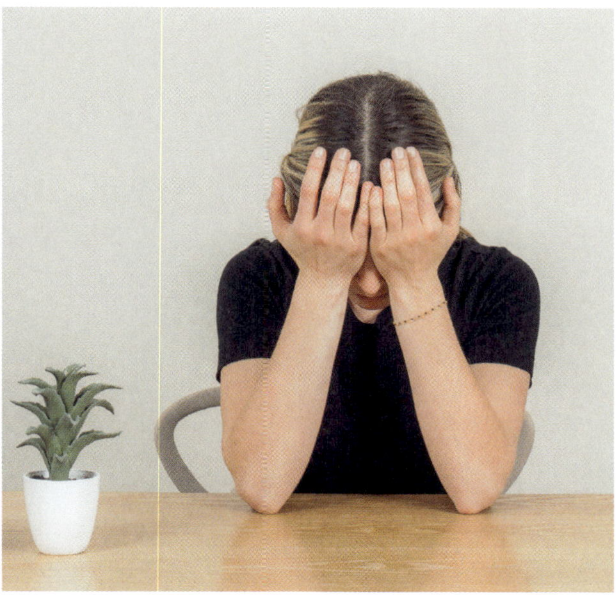

Regarder au loin

Regarder par la fenêtre favorise la récupération visuelle. Profitez-en pour observer l'environnement, en pleine conscience, en respirant profondément.

Fermer les yeux : la méthode BATES ou le *palming*

Frottez vos paumes de main l'une contre l'autre, jusqu'à ce qu'elles soient bien réchauffées. Fermez les yeux et posez les paumes sur les paupières, sans exercer de pression sur les yeux. Concentrez-vous sur la chaleur des mains. Imaginez vos globes oculaires tomber dans la paume de vos mains. Respirez profondément. Répétez l'exercice deux ou trois fois.

Gymnastique oculaire

Pour renforcer les muscles : le yoga des yeux

Sans bouger la tête :

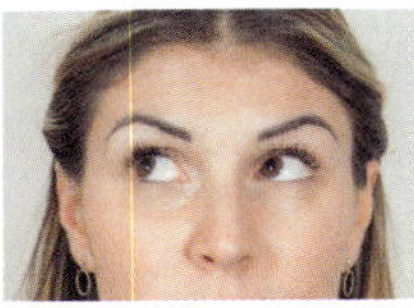

- levez les yeux vers le haut, puis baissez-les vers le bas ;
- regardez à gauche puis à droite ;

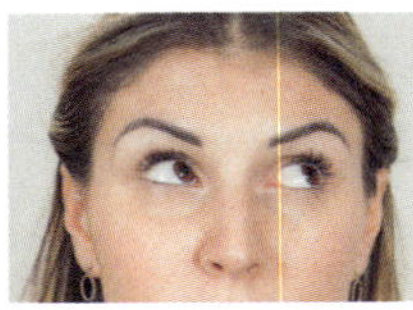

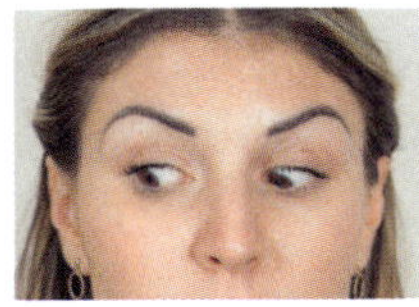

- regardez en haut à droite, puis en bas à gauche sur un trajet en diagonale, et inversement ;
- faites des cercles avec vos yeux, dans le sens des aiguilles d'une montre, puis en sens inverse.

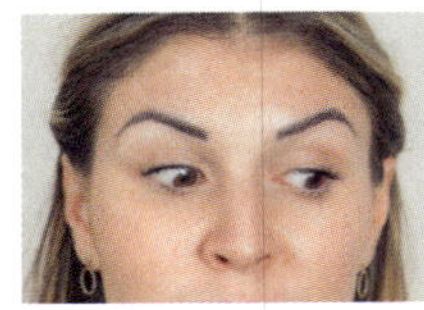

Pour entretenir la capacité d'accommodation : l'autostoppeur

Tendez un bras devant vous et levez le pouce face à votre visage. Portez le regard sur un objet lointain au-delà du pouce. Alternez toutes les secondes une mise au point visuelle entre le regard au loin et le regard sur le pouce. Respirez profondément. Répétez cet exercice 20 fois. Pour approfondir, rapprochez le pouce du visage de temps en temps.

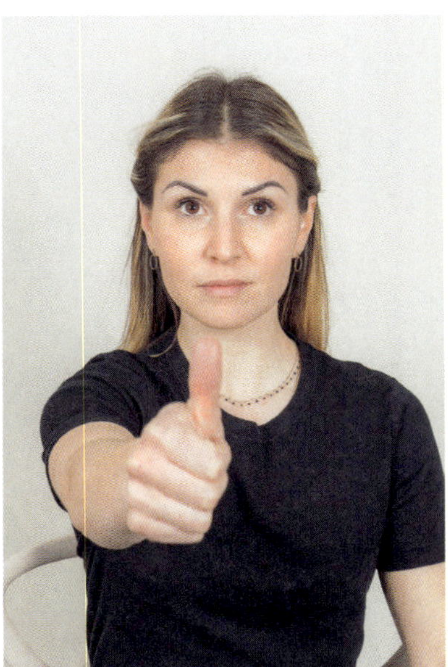

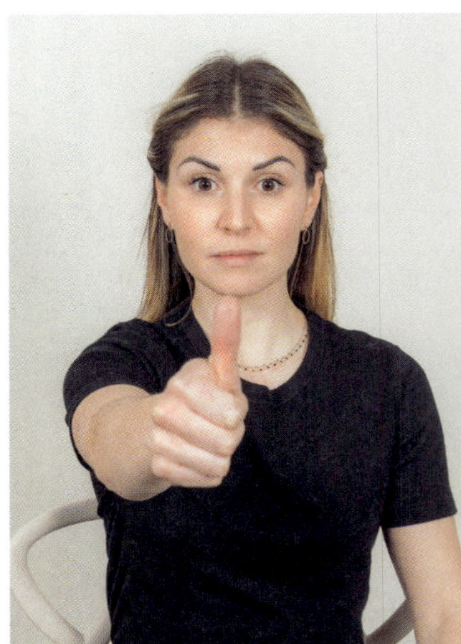

Acupression pour la détente des muscles oculaires

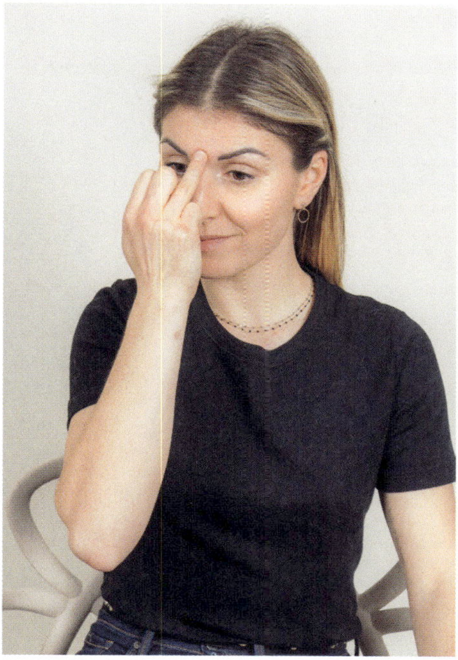

Placez votre annulaire entre vos sourcils et droit sur l'arête du nez. Vous pouvez simplement appuyer sur ce point pendant 7 à 8 minutes ou bien le masser doucement. Regardez droit devant vous pendant que vous massez ce point. Cet exercice vous aidera à soulager la fatigue oculaire, les maux de tête et la congestion nasale.

Placez vos index sur le bord interne des yeux, à proximité de l'arête du nez. Vous devez appuyer sur ces points avec la même intensité de chaque côté. Stimulez ces points tous les jours pendant 3 à 5 minutes pour avoir une vision claire et pour détendre vos muscles oculaires.

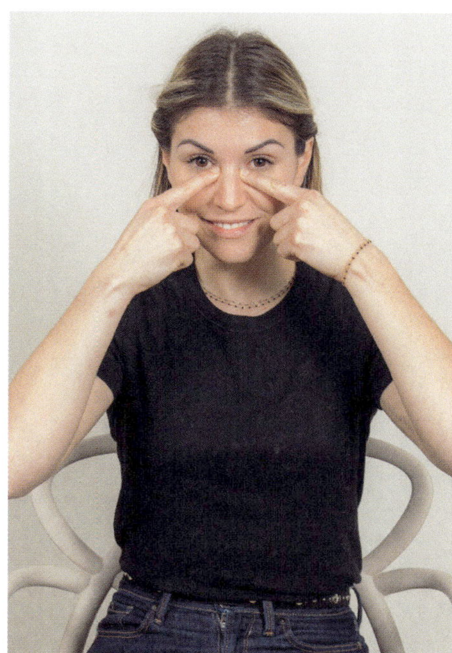

AVEC SES ENFANTS

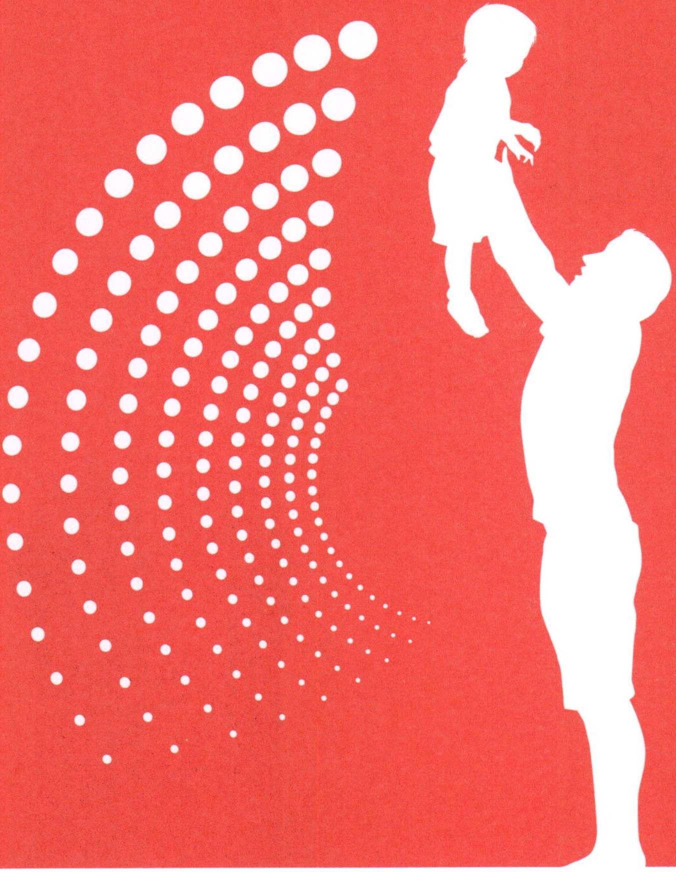

DONNER À MANGER À SON NOURRISSON

Allaiter

L'allaitement est une période propice aux maux de dos chez la mère. Ces douleurs sont causées notamment par de mauvaises postures : lorsque vous vous penchez en avant vers votre bébé pour lui donner le sein, cela engendre des tensions dans votre colonne vertébrale.

La position de la « madone » ou du « berceau »

C'est la position la plus courante. Si vous donnez le sein à droite, positionnez votre bébé dans le creux de votre bras droit (et inversement à gauche). Pour l'assise, choisissez une chaise confortable (avec des accoudoirs et un dossier si possible), mais avec un minimum de soutien pour votre dos. Asseyez-vous bien au fond de votre dossier, pour avoir la colonne vertébrale droite. Le bébé est positionné horizontalement ou sur un axe légèrement incliné, sa tête presque au creux de votre bras.

Avec votre avant-bras droit, soutenez son cou et sa colonne vertébrale. Relâchez les épaules. Avec l'autre main, vous pouvez soulever votre sein ou le comprimer si nécessaire. Vous pouvez aussi vous en servir pour soutenir l'autre bras ou pour caresser votre bébé. Cette posture est adaptée à tous les âges. Si vous en ressentez le besoin, utilisez un coussin pour caler le bras qui soutient votre bébé, pour qu'il soit toujours bien placé sans fatiguer. En effet, plus l'enfant grandit, plus le bras risque de vite s'épuiser.

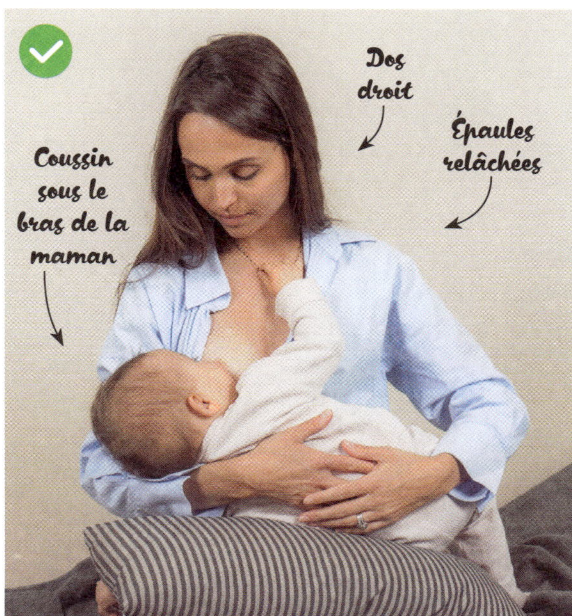
Dos droit
Épaules relâchées
Coussin sous le bras de la maman

La position de la « madone inversée » (ou du berceau inversé)

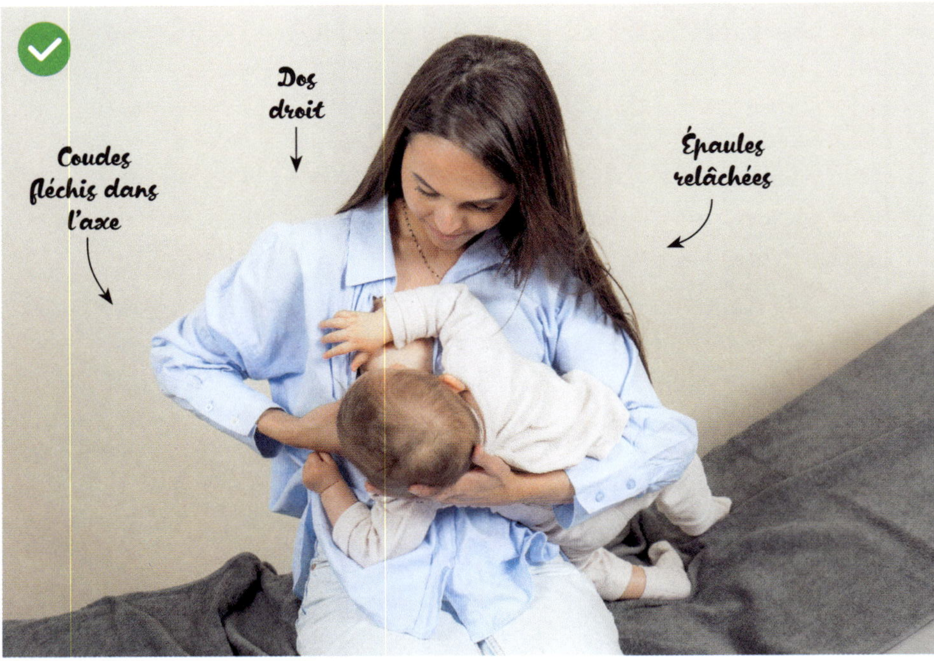

Cette position est souvent utilisée avec les bébés qui ont du mal à prendre le sein ou avec les nouveau-nés. De même que dans la précédente posture, privilégiez une assise confortable avec le dos droit et les épaules relâchées. Si vous donnez le sein droit, prenez votre bébé dans le creux de votre bras gauche. Avec le long de votre avant-bras gauche, soutenez le dos de votre bébé, ses fesses calées au niveau du coude. Avec votre main gauche, soutenez la nuque de votre bébé. Cette posture vous permet d'avoir une main libre pour soutenir votre sein et faire en sorte que votre mamelon arrive au niveau du nez de votre bébé pour l'inciter à téter. Cette position est plutôt réservée aux tout-petits, car il est plus difficile de soutenir les plus grands.

Astuce

Valable pour toutes les postures : amenez votre bébé à votre sein, et non le contraire. De cette manière, le dos reste droit.

La position d'allaitement couchée ou allongée sur le côté

Cette position est à privilégier chez les mamans qui ont eu un accouchement difficile ou par césarienne et qui souffrent de douleurs post-partum. Elle peut aussi s'employer pour une tétée de nuit. Si vous donnez le sein droit, allongez-vous sur le côté droit et placez des oreillers derrière votre dos pour vous soutenir. Mettez un coussin sous votre tête et vos épaules et, si nécessaire, un coussin entre vos deux jambes, semi-fléchies (comme dans la posture de sommeil sur le côté p. 13). Dans cette position, le corps de votre bébé est parallèle au vôtre et proche de vous. Sa tête est positionnée au niveau de votre sein droit. Avec votre bras gauche, encerclez votre bébé de manière à maintenir son dos et à le sécuriser au moment de la prise du sein.

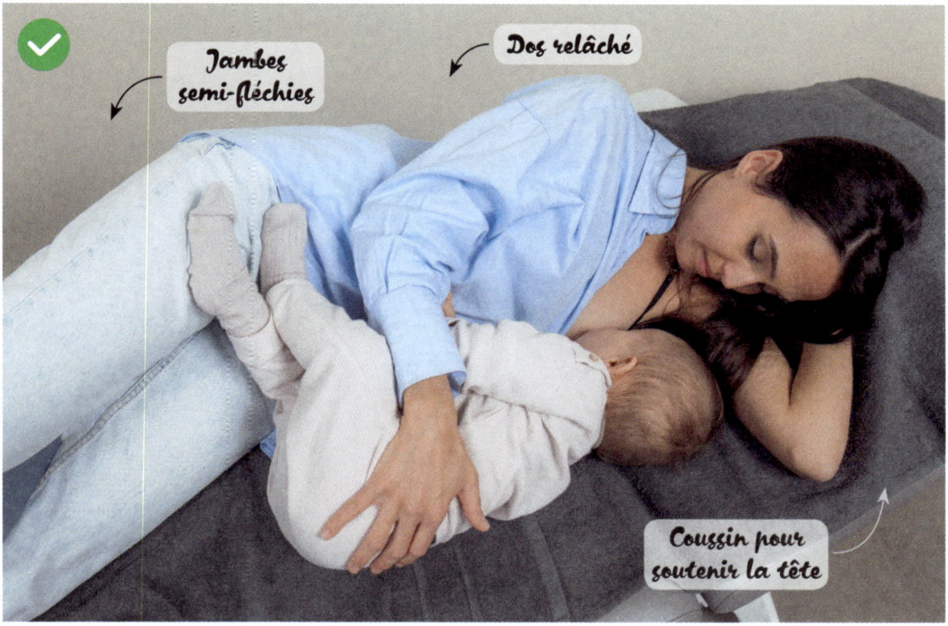

Le petit plus « allaitement »

Essayez de changer fréquemment de position d'allaitement, pour ne pas faire travailler toujours les mêmes muscles :

- ***utilisez par exemple un coussin d'allaitement pour soutenir votre dos et votre bras ;***
- ***essayez d'allaiter debout en utilisant une écharpe pour varier de la position assise ;***
- ***avec un bébé souffrant de reflux, privilégiez la position verticale pendant et après la tétée ;***
- ***avant tout, trouvez la position qui VOUS convient.***

La position sur le dos ou semi-assise

Installez-vous en position semi-assise, légèrement inclinée comme sur un transat. Placez plusieurs coussins derrière vous pour soutenir votre dos et votre tête, qui doivent être alignés. De cette façon, vous évitez de créer des tensions dans le cou et les épaules ; la tête reste dans le prolongement de votre colonne vertébrale. Votre bébé est placé sur votre ventre et, grâce à ses réflexes innés, il cherche le sein et arrive à le trouver après plusieurs tentatives, en rampant vers lui. Il lève alors la tête pour prendre le mamelon dans sa bouche. Il s'agit d'un réflexe moteur. Vous pouvez tout de même le guider pour cette étape. Cette posture est recommandée juste après la naissance et dans les premiers jours de vie de votre bébé, car elle favorise le « peau à peau ».

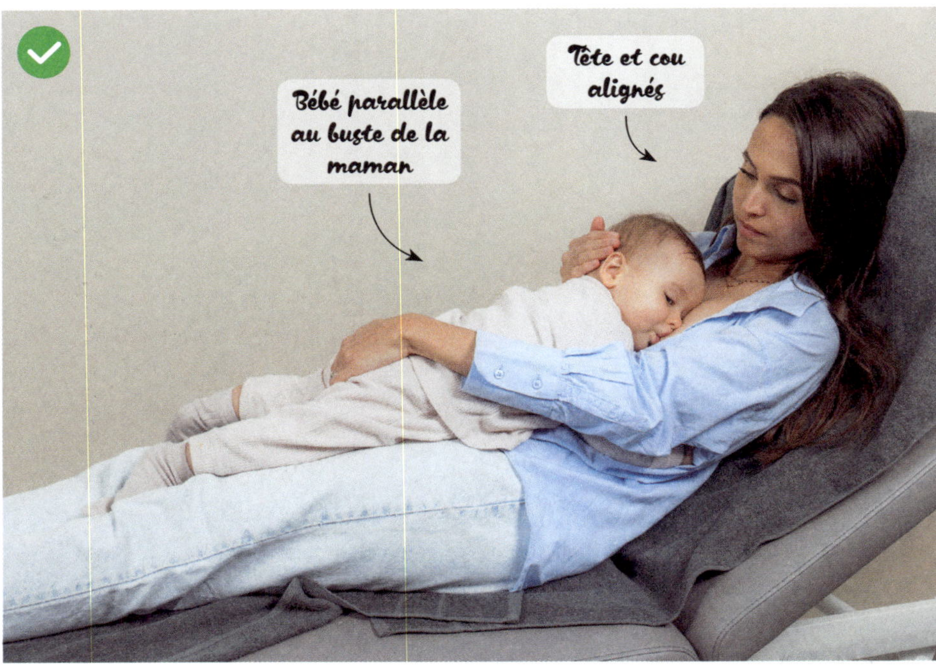
Bébé parallèle au buste de la maman
Tête et cou alignés

Donner le biberon

Les premiers mois, votre bébé prendra 6 à 8 biberons par jour. Cette activité répétée quotidiennement peut engendrer des douleurs, notamment au niveau des muscles du cou et des épaules, si vous ne prêtez pas attention à la posture adoptée.

Tout d'abord, asseyez-vous confortablement dans un fauteuil ou une chaise. Choisissez une assise avec un dossier pour soutenir votre dos, et éventuellement des accoudoirs pour soutenir votre bras. Gardez le dos droit et installez votre bébé en position semi-allongée. Veillez à ce que sa nuque soit posée dans le creux de votre avant-bras (bras gauche sur la photo). Le reste de l'avant-bras soutient le dos et les fesses du bébé. La tête du bébé doit être dans le prolongement du reste de son corps. N'hésitez pas à ajouter un coussin sous le bras qui soutient votre bébé, pour éviter qu'il ne se fatigue au bout d'un certain temps et pour vous assurer qu'il reste dans la bonne position. Le second bras (bras droit sur la photo) tient le biberon au milieu et non par le bout. Insérez délicatement la tétine du biberon dans la bouche du bébé, de sorte que le biberon soit légèrement incliné. C'est cette inclinaison qui permet à la tétine de se remplir de lait.

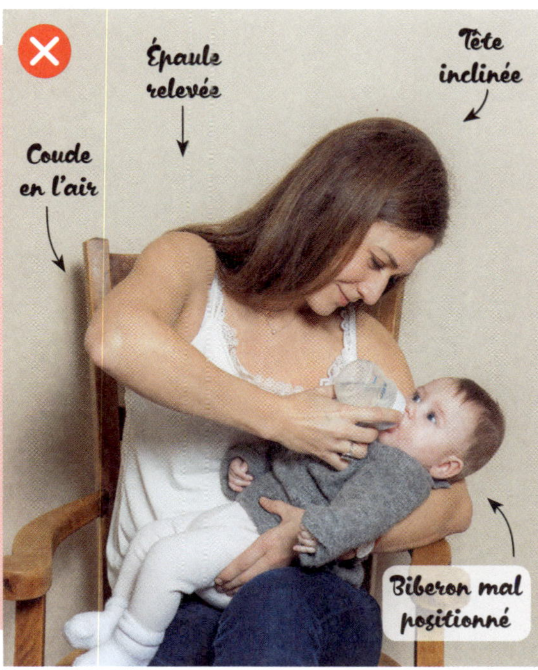

Astuce

Changez régulièrement de côté pour donner le biberon à votre bébé. Cela lui permettra de développer son réflexe de succion à droite et à gauche, et à votre dos de ne pas toujours forcer du même côté. Comme pour la tétée, privilégiez un endroit peu bruyant pour ne pas être dérangés, et prenez votre temps.

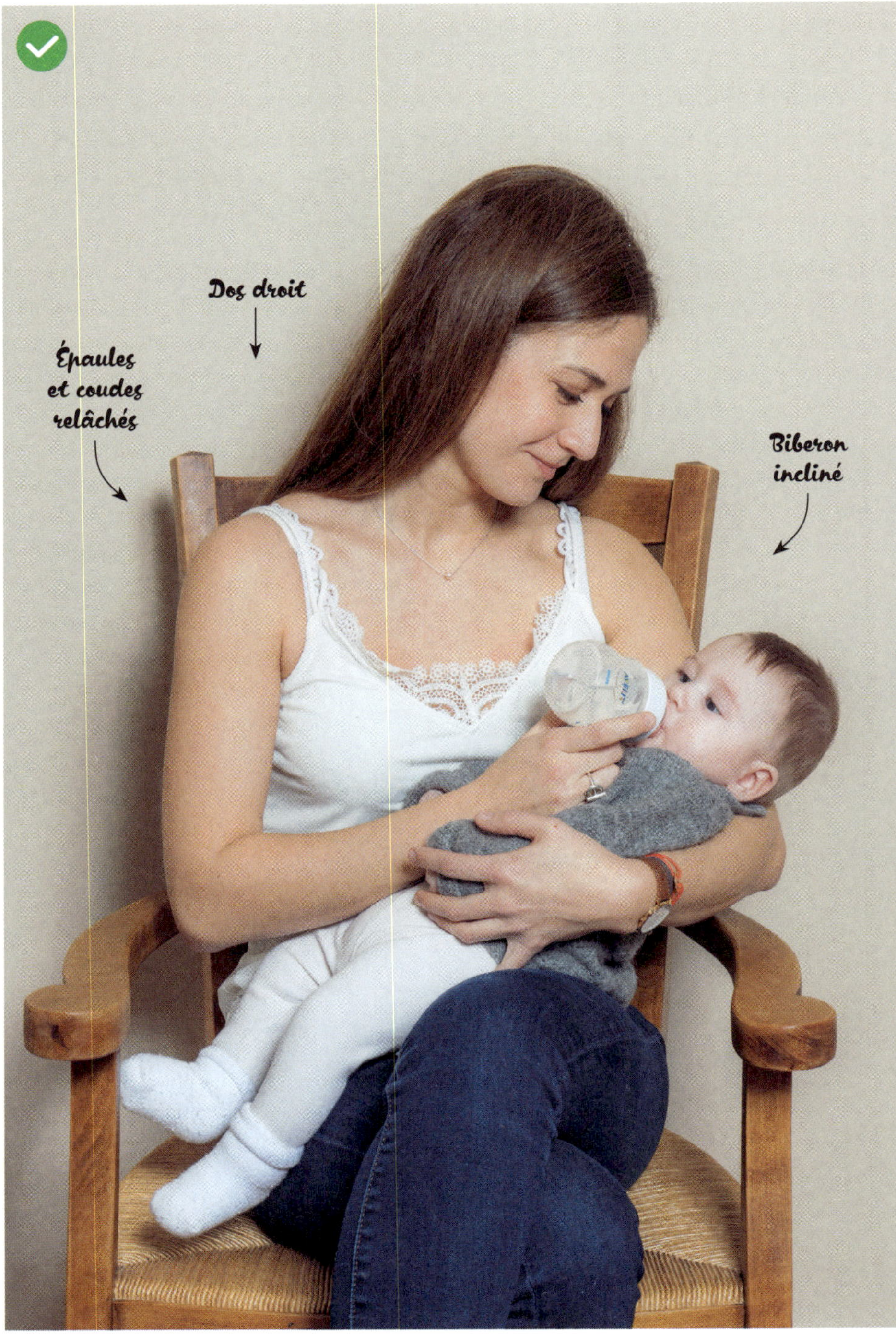
Dos droit
Épaules
et coudes
relâchés
Biberon
incliné

PORTER SON BÉBÉ

Un parent doit souvent porter son bébé dans les bras. Cela peut sembler anodin, mais il est très important d'adopter une bonne posture pour éviter de multiples douleurs au quotidien. Que ce soit le matin au réveil, ou même en pleine nuit pour diverses raisons, il faut y prêter attention.

Par facilité pour soulager le poids du bébé, nous avons tendance à prendre une mauvaise habitude : placer le bébé sur une hanche et basculer le bassin du même côté. Pour équilibrer le poids du corps, le haut du buste se décale du côté opposé. Cette posture est déconseillée, car elle crée des tensions musculaires et articulaires au niveau de la colonne vertébrale principalement. Le poids est réellement mal réparti.

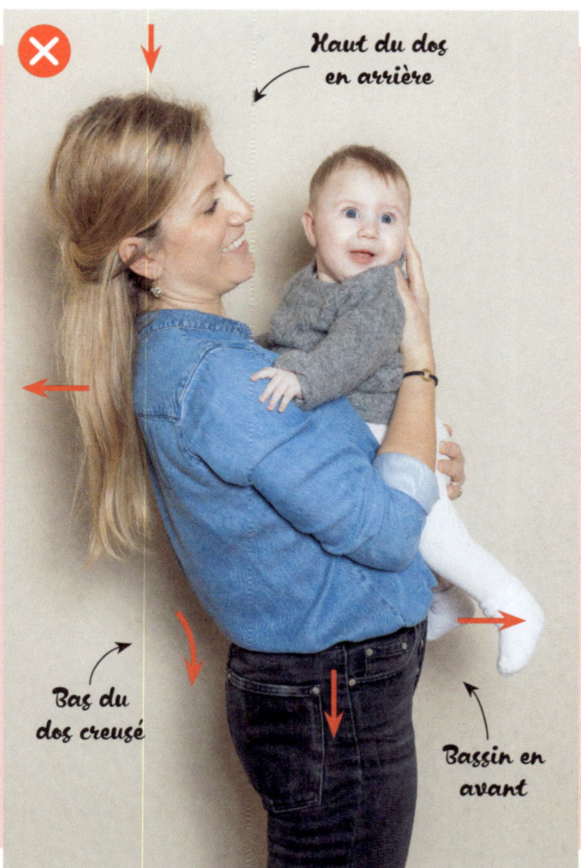

Pour une bonne posture, placez les épaules au-dessus du bassin et fléchissez les genoux : la cambrure du dos est ainsi réduite et le poids du corps est distribué au centre de chaque pied. Allongez votre colonne vertébrale en tirant votre tête vers le haut ; cela aligne le tronc sur le centre de gravité du corps et enlève la pression au niveau des lombaires. Dans cette position, le poids du corps se concentre sur la plante des pieds, ce qui offre une bonne stabilité pour bercer son bébé.

Astuce

Variez le côté où vous portez votre bébé, et gardez les épaules détendues.

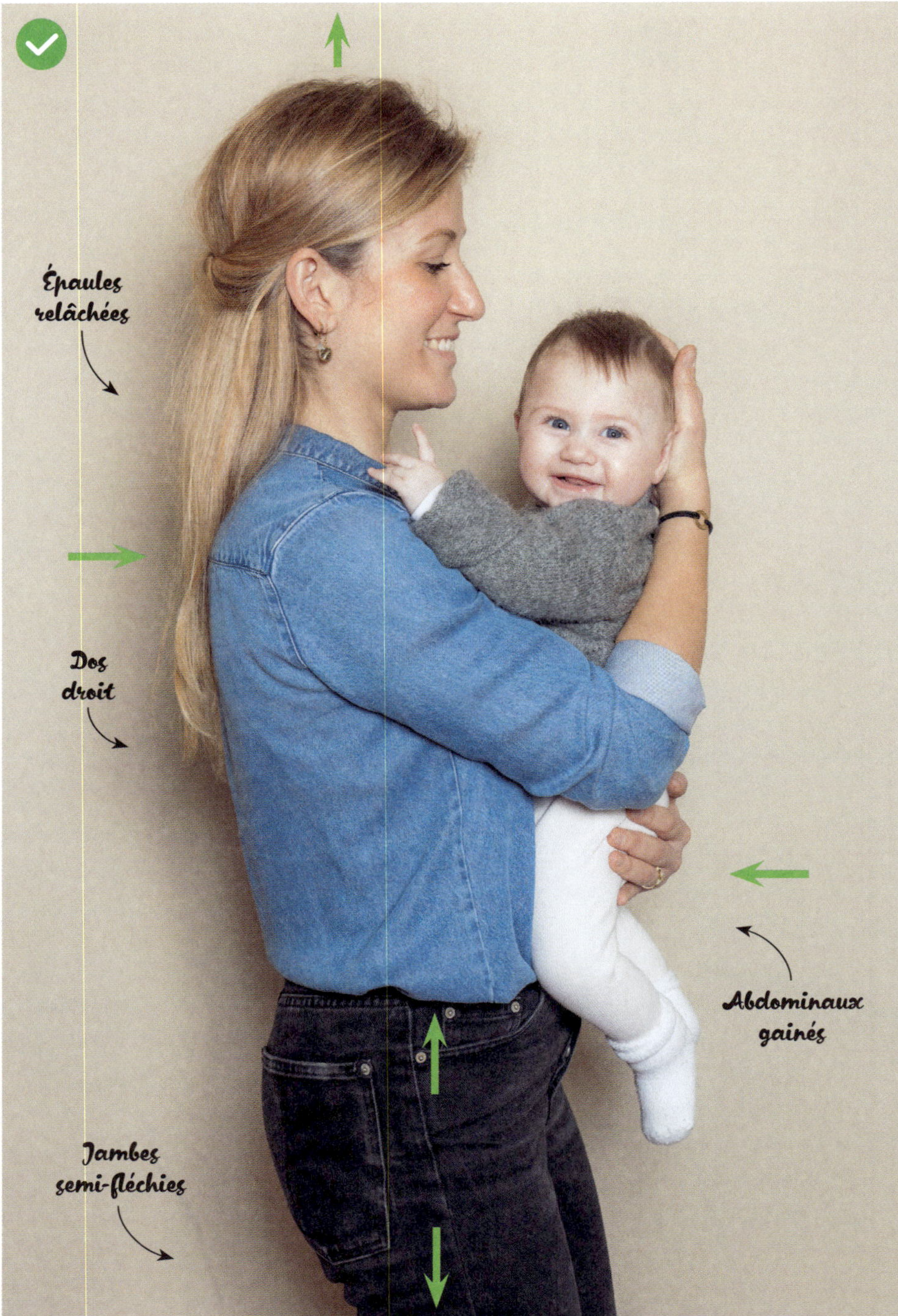
Épaules relâchées
Dos droit
Jambes semi-fléchies
Abdominaux gainés

Les différentes options

Portage version « bébé explorateur »

Positionnez votre bébé dos à vous, son dos contre votre thorax, avec un de vos avant-bras contre son ventre et une main sous ses fesses pour le soutenir. Maintenez votre dos droit et les épaules relâchées. Dans cette position, la tête du bébé est à la hauteur de votre sternum, ce qui la sécurise et l'empêche de tomber en arrière. Cette position permet à votre bébé d'explorer du regard l'environnement qui l'entoure.

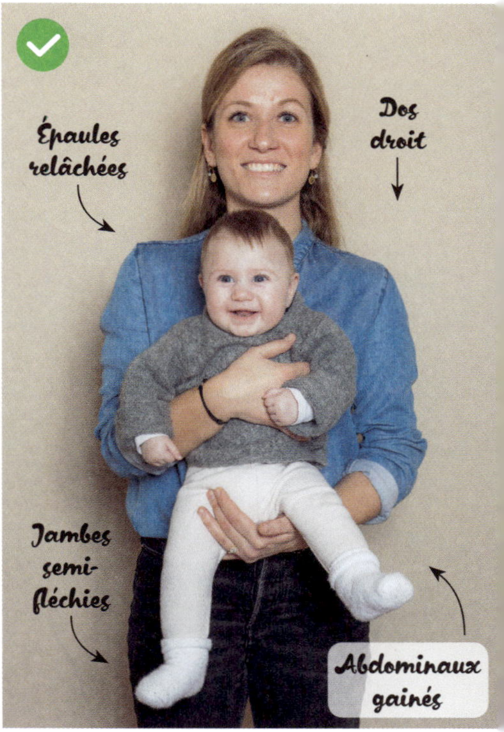

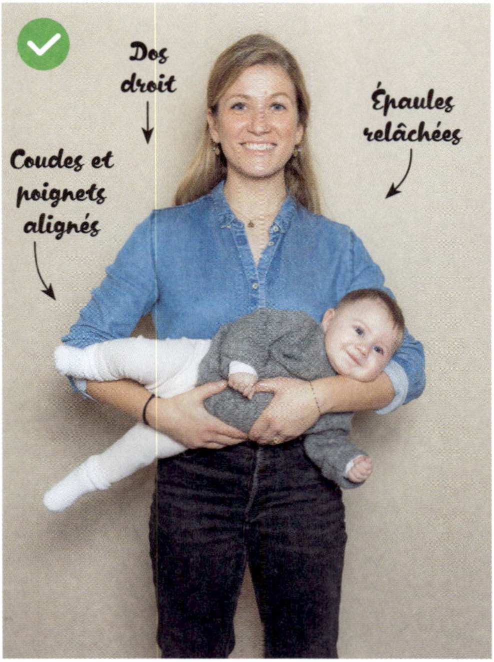

Portage version « sur le côté »

Dans cette position, votre bébé est couché sur le ventre en appui sur votre thorax. Positionnez vos bras de part et d'autre de votre bébé de manière à bien le soutenir, en veillant à ce qu'il se sente à l'aise dans cette position (position « à califourchon »). Maintenez votre dos droit, sans basculer le haut du dos vers l'arrière, mais en allongeant votre colonne vertébrale vers le haut.

Le petit plus

Cette posture aide particulièrement les bébés qui ont des coliques ou des reflux, ce qui est très fréquent dans les premiers mois après la naissance.

SORTIR SON BÉBÉ DU LIT

Lever et coucher votre bébé dans son lit à barreau, berceau ou couffin est un mouvement que vous allez réaliser de nombreuses fois et qu'il faut faire en douceur, pour vous et votre bébé.

La présence de barreaux rend difficile une flexion suffisante, il faut donc privilégier le maintien de la cambrure lombaire naturelle. Essayez de garder le dos, les épaules et le bassin alignés. Faites passer votre main gauche dans le bas du dos de votre bébé, sous ses fesses. Glissez votre main droite sous son cou et sa tête pour soutenir sa nuque. Soulevez votre bébé tout doucement, en gardant vos abdominaux gainés. Puis servez-vous de votre main droite pour amener votre bébé dans le pli de votre coude ou bien sur votre épaule (gauche), sa tête nichée au creux de votre main droite. Conservez impérativement les genoux fléchis pendant toute l'opération.

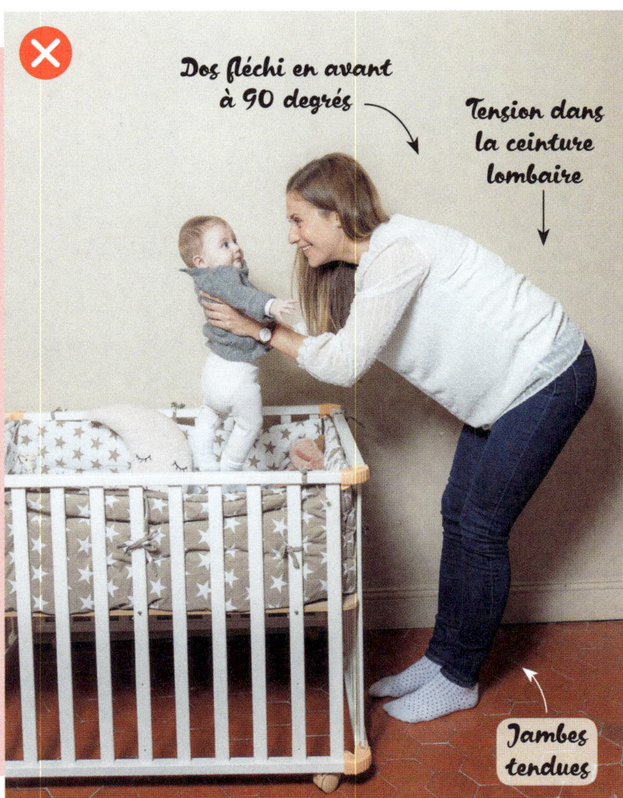
Dos fléchi en avant à 90 degrés
Tension dans la ceinture lombaire
Jambes tendues

Astuce

Privilégiez un lit bébé surélevé : ainsi, vous n'avez plus besoin de vous plier en deux et votre tout-petit est à portée de bras.

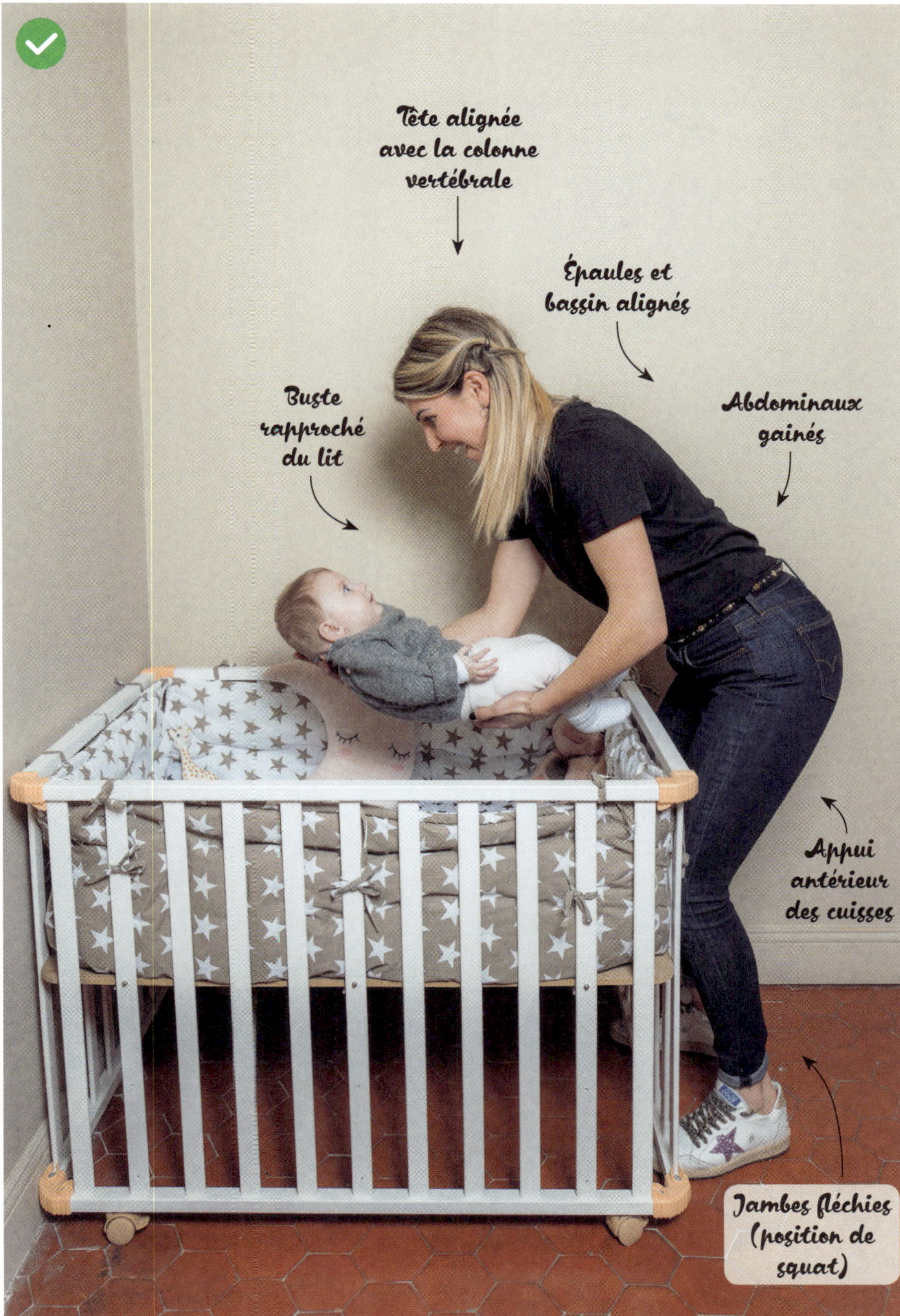
Tête alignée avec la colonne vertébrale
Épaules et bassin alignés
Buste rapproché du lit
Abdominaux gainés
Appui antérieur des cuisses
Jambes fléchies (position de squat)

DONNER LE BAIN

L'heure du bain peut devenir toute une aventure lorsque le bébé grandit et qu'il ne rentre plus dans l'évier de la cuisine ou dans une petite baignoire surélevée. Le passage à la grande baignoire au niveau du sol est propice à de mauvaises positions susceptibles d'engendrer de vives douleurs dans la région lombaire.

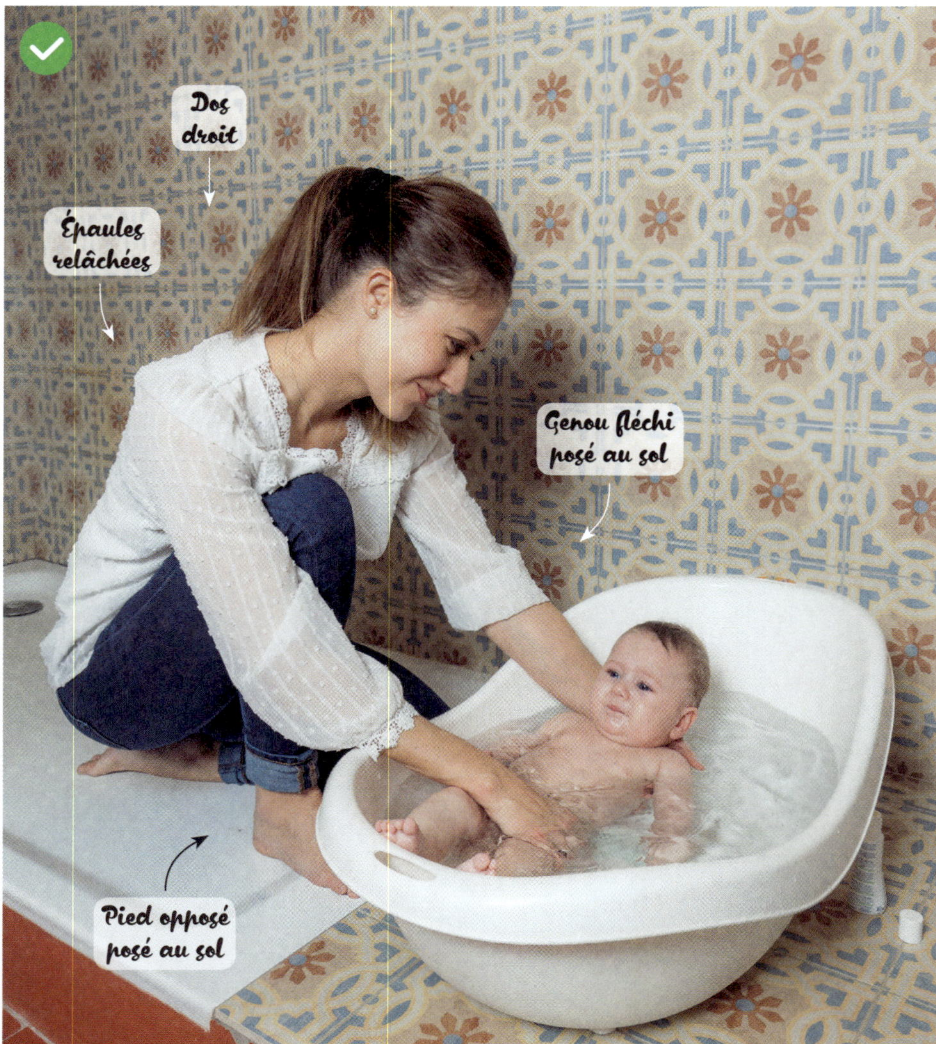
Dos droit
Épaules relâchées
Genou fléchi posé au sol
Pied opposé posé au sol

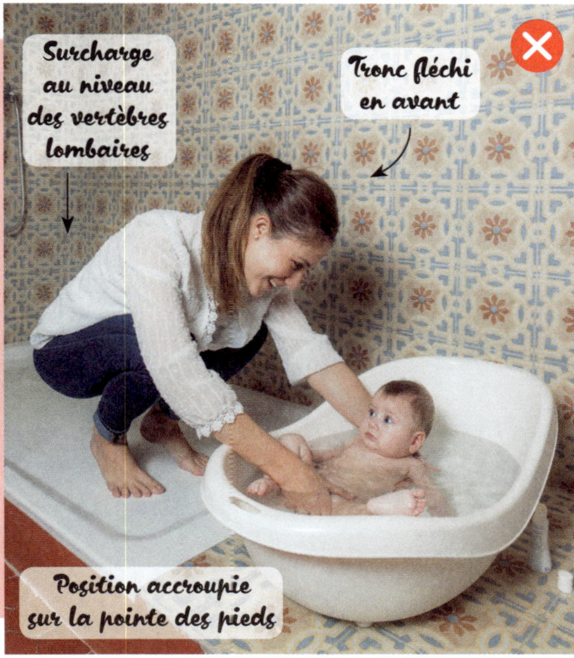
Surcharge
au niveau
des vertèbres
lombaires
Tronc fléchi
en avant
Position accroupie
sur la pointe des pieds

Astuce

Avant le bain, prévoyez un panier avec les produits essentiels (savon, jouets, etc.) et la serviette prête pour la sortie, afin de ne pas avoir à vous étirer brutalement pour atteindre quelque chose une fois l'étape du bain entamée.

La position penchée en avant avec les jambes tendues est à éviter absolument !
Elle augmente en effet le poids du bébé que vous êtes en train de porter et crée une sursollicitation au niveau des disques intervertébraux de la colonne lombaire. La méthode du genou posé au sol est souvent plus facile quand le bébé est petit et elle permet de mettre moins de pression sur votre plancher pelvien en période de rééducation post-partum.
La méthode du squat est souvent employée quand la rééducation touche à sa fin.
Maintenez votre dos droit, aligné avec les épaules et le bassin, afin d'éviter une torsion ou une flexion de la colonne vers l'avant. Gardez les abdominaux gainés pour vous aider.
Rapprochez vous le plus possible de la baignoire et prenez appui avec un genou posé au sol, le pied opposé à plat. Une fois le bébé déposé dans la baignoire, pendant le bain, rapprochez-le le plus possible de vous pour éviter d'avoir toute la charge à bout de bras, et n'hésitez pas à le soutenir au niveau du dos avec votre main. Si votre installation le permet, vous pouvez également vous asseoir à côté afin de mettre votre dos au repos pendant le bain.
Pour sortir votre bébé du bain : réalisez l'opération inverse. Reprenez appui sur vos genoux avec un genou au sol, ou en position de squat, le dos droit. Puis, une fois le bébé dans vos bras, poussez sur vos cuisses pour vous redresser.

HABILLER SON ENFANT

Pour les tout-petits

Votre table à langer doit être positionnée à la bonne hauteur : au niveau de votre bassin. Rapprochez-vous au maximum du meuble et de l'enfant pour adopter une position confortable et éviter tout effet de bras de levier entre le buste et l'enfant. Mettez à votre portée tous les vêtements nécessaires afin d'éviter les déplacements inutiles et les potentiels « faux mouvements ».

Pour les plus grands

Plusieurs possibilités s'offrent à vous :

- utilisez un réhausseur sur lequel peut monter votre enfant pour que son bassin soit à la hauteur du vôtre ;

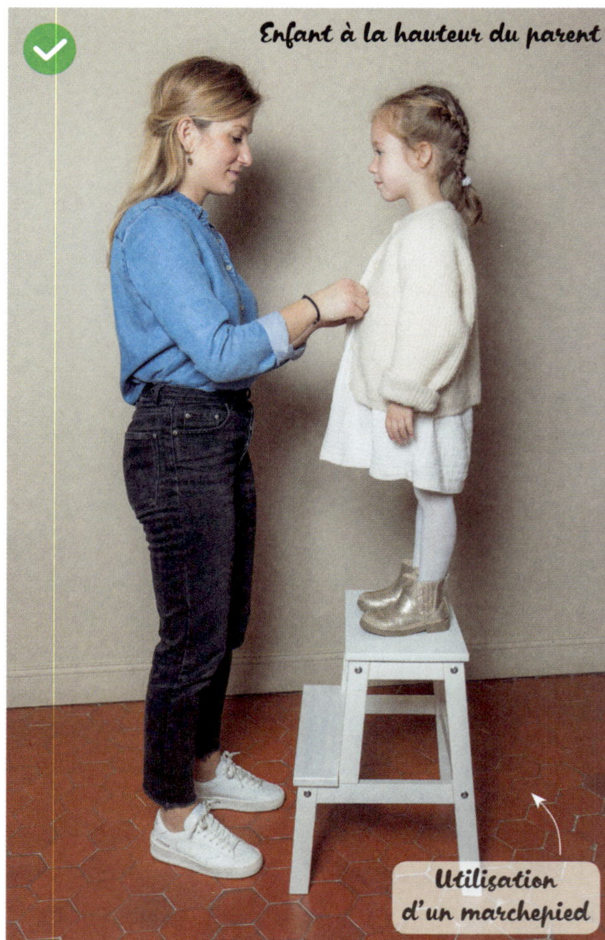

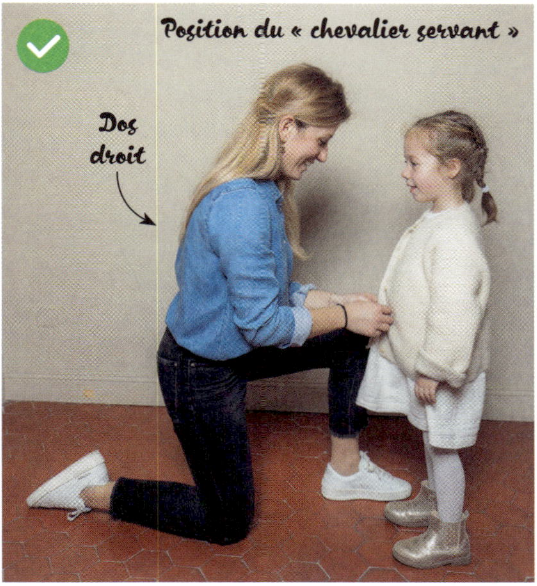

- optez pour la position du « chevalier servant » : avancez un pied en avant et posez le genou arrière au sol. Habillez votre enfant, puis appuyez avec les deux mains sur le genou avant et penchez-vous vers le pied avant. Enfin, poussez sur votre pied arrière et relevez-vous.

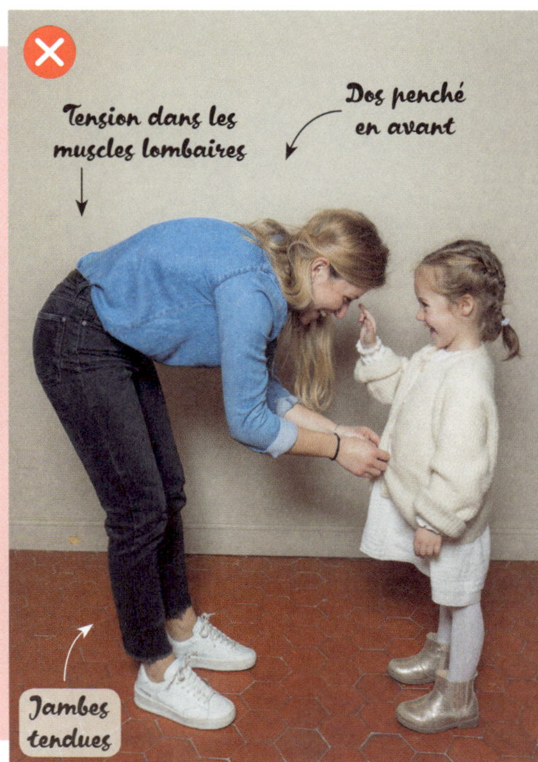

PORTER SON ENFANT POUR LUI LAVER LES MAINS

Au restaurant ou chez des amis, par exemple, le lavabo n'est pas toujours à la hauteur des enfants. Voilà pourquoi les parents sont obligés de les porter. C'est inévitable ! Cependant, il existe des astuces pour éviter les mauvaises positions susceptibles de provoquer des douleurs brutales.

Première chose : vous devez éviter de porter votre enfant à bout de bras. Pour le soulever, commencez par plier les genoux en gardant le dos droit. Attrapez votre petit bout et rapprochez-le au maximum de votre centre de gravité, près de vous. Pliez les genoux en fente (les deux jambes pliées), une jambe en avant et l'autre en arrière, puis asseyez votre enfant sur votre genou avant. Pour vous sentir plus stable, basculez le poids de votre corps entre vos deux jambes et maintenez votre dos droit (comme pour une position de squat). Votre enfant est stable à son tour pour se laver les mains. Pour le reposer, gardez les jambes fléchies pour éviter une quelconque tension dans le bas de votre dos et maintenez votre colonne vertébrale droite.

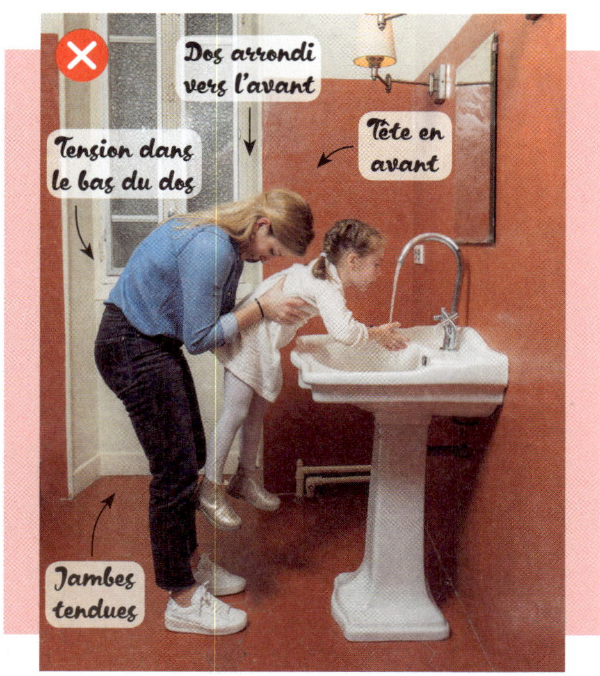

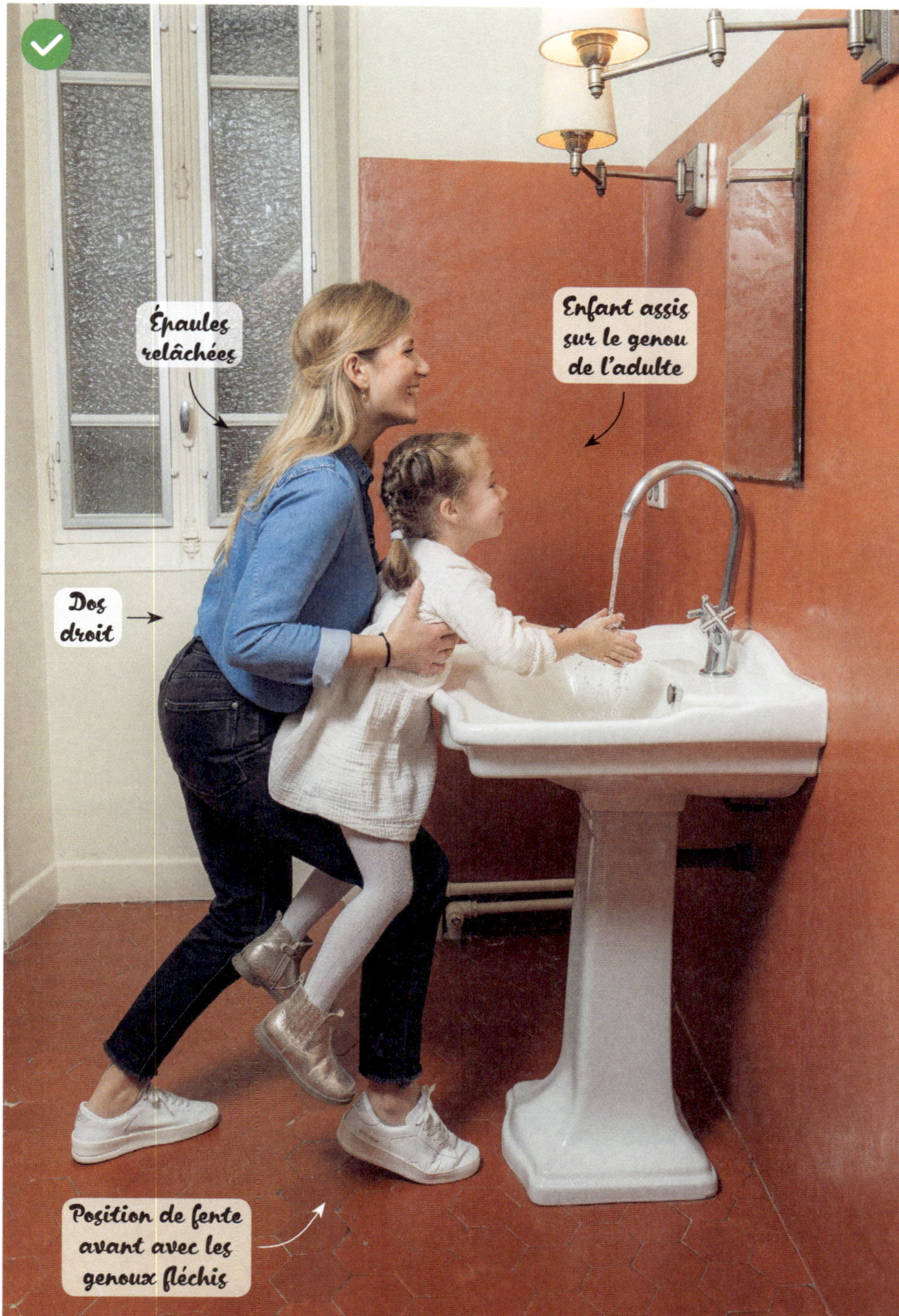
Épaules relâchées
Enfant assis sur le genou de l'adulte
Dos droit
Position de fente avant avec les genoux fléchis

JOUER AVEC SON ENFANT

S'il est conseillé de mettre un genou à terre pour donner le bain ou parler à son enfant, il faut tout de même éviter les appuis prolongés sur les genoux. Ainsi, pour jouer avec votre bébé ou votre enfant, il vaut mieux tout simplement s'asseoir dans une position confortable.

Asseyez-vous par terre, par exemple sur un coussin ou sur le tapis d'éveil, avec votre petit bout. Vous pouvez prendre appui contre un mur pour vous adosser. Repliez un peu vos jambes plutôt que de les garder tendues. Veillez à changer de position régulièrement (en vous mettant par exemple accroupi, puis sur les genoux ou à quatre pattes, en fonction de ce qui vous convient le mieux) et

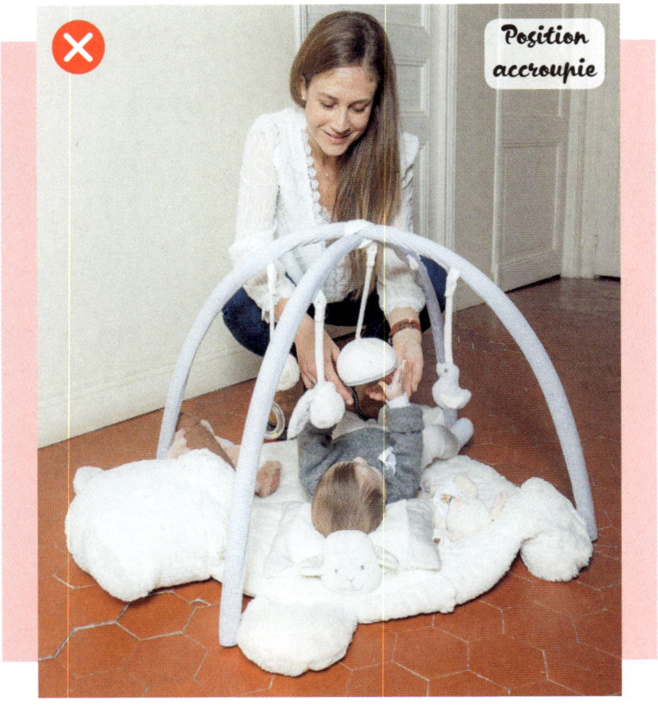

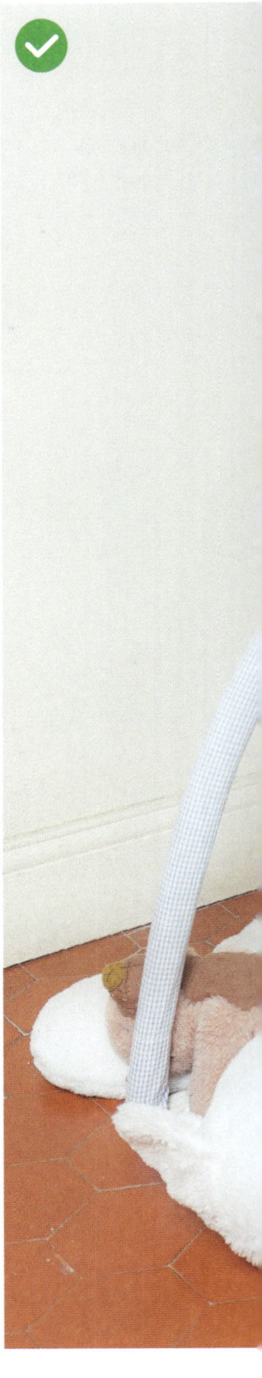

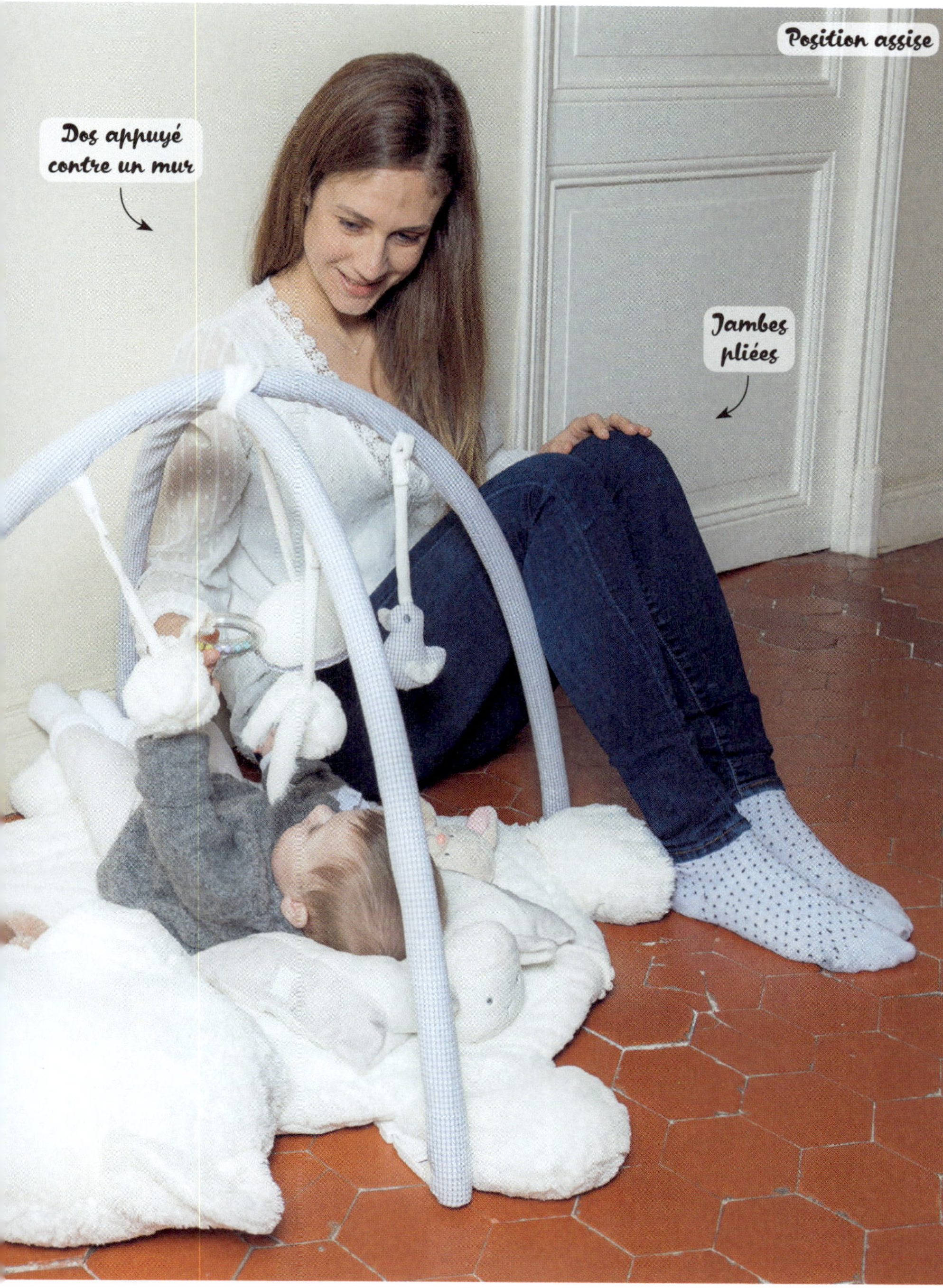
Position assise
Dos appuyé contre un mur
Jambes pliées

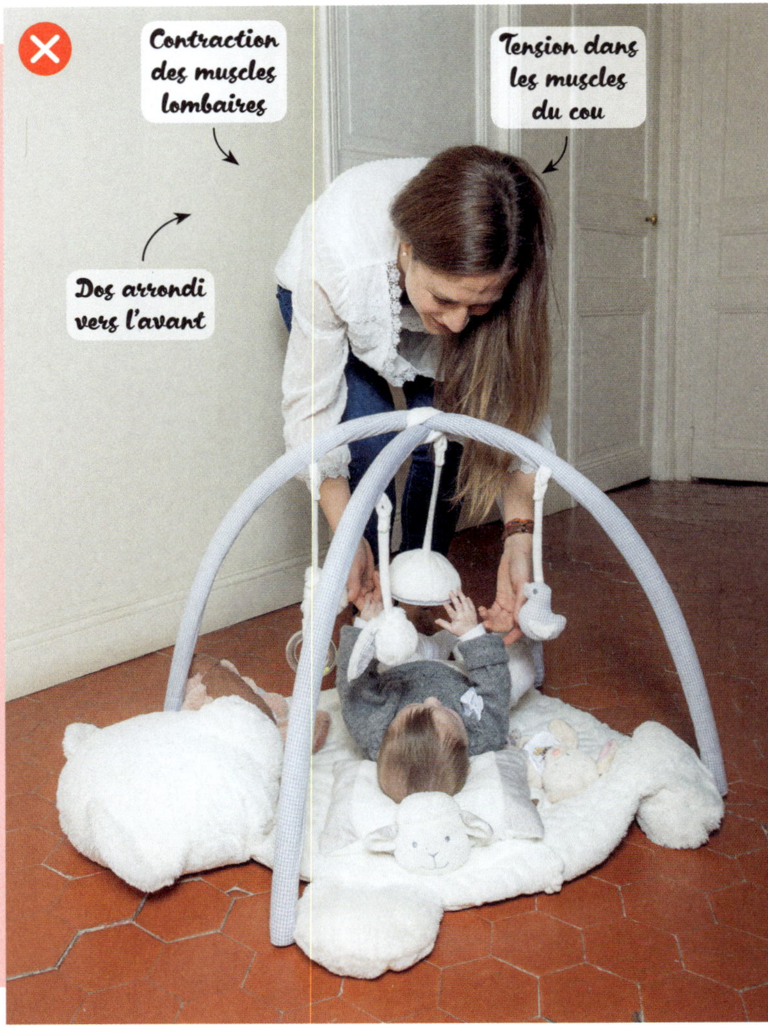
Contraction des muscles lombaires
Tension dans les muscles du cou
Dos arrondi vers l'avant

prêtez attention à votre manière de vous remettre en position debout. Prenez appui sur un pied, avec l'autre genou posé à terre, puis relevez-vous le dos droit en poussant sur les cuisses.

Astuce

Pour certains divertissements, la chaise haute peut servir. Elle n'est pas utile seulement pour les repas, mais peut être intéressante aussi pour d'autres activités, ce qui vous permet de vous asseoir sur une chaise à côté de votre enfant.

DU CÔTÉ DES ENFANTS

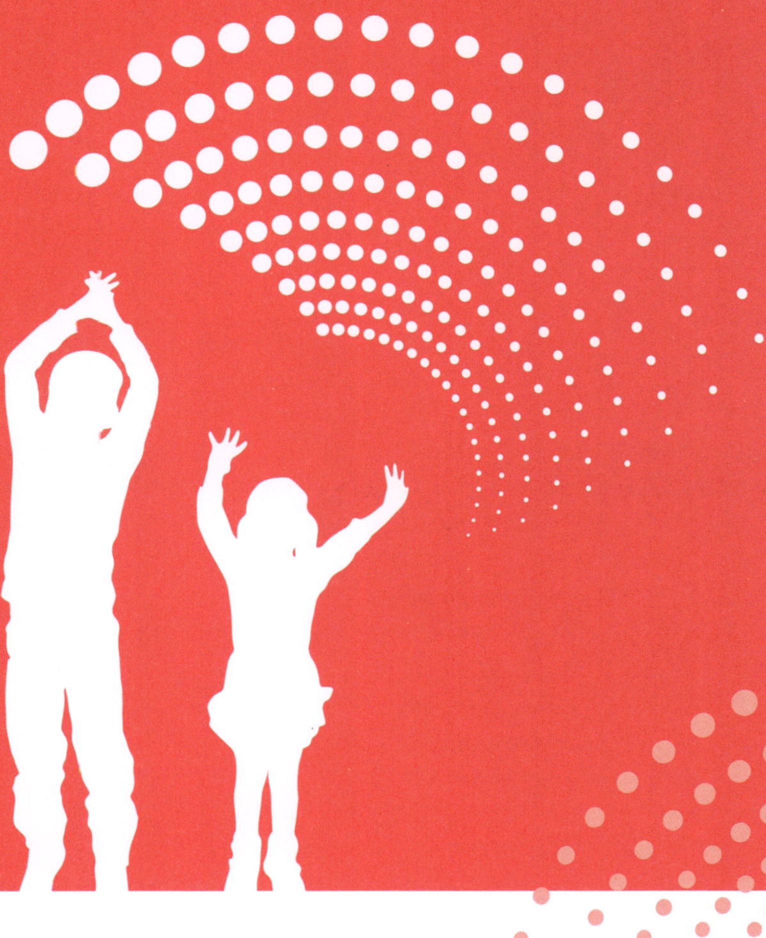

À L'ÉCOLE

Assis à son bureau

À l'école, un enfant est assis pendant 4 à 5 heures par jour. Une bonne posture est donc essentielle pour tenir toute la journée ! De plus, une position assise adéquate favorise l'attention, l'écoute et la persévérance, qui sont nécessaires pour l'accomplissement des activités académiques.

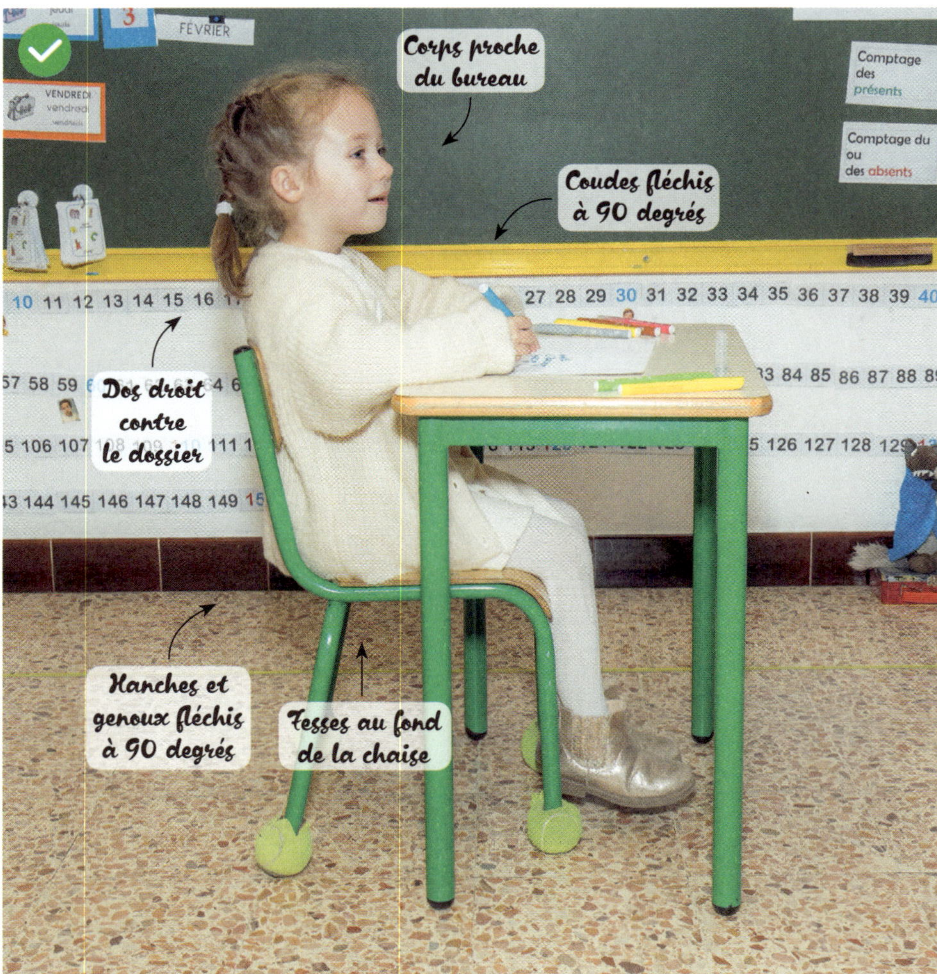

Corps proche du bureau
Coudes fléchis à 90 degrés
Dos droit contre le dossier
Hanches et genoux fléchis à 90 degrés
Fesses au fond de la chaise

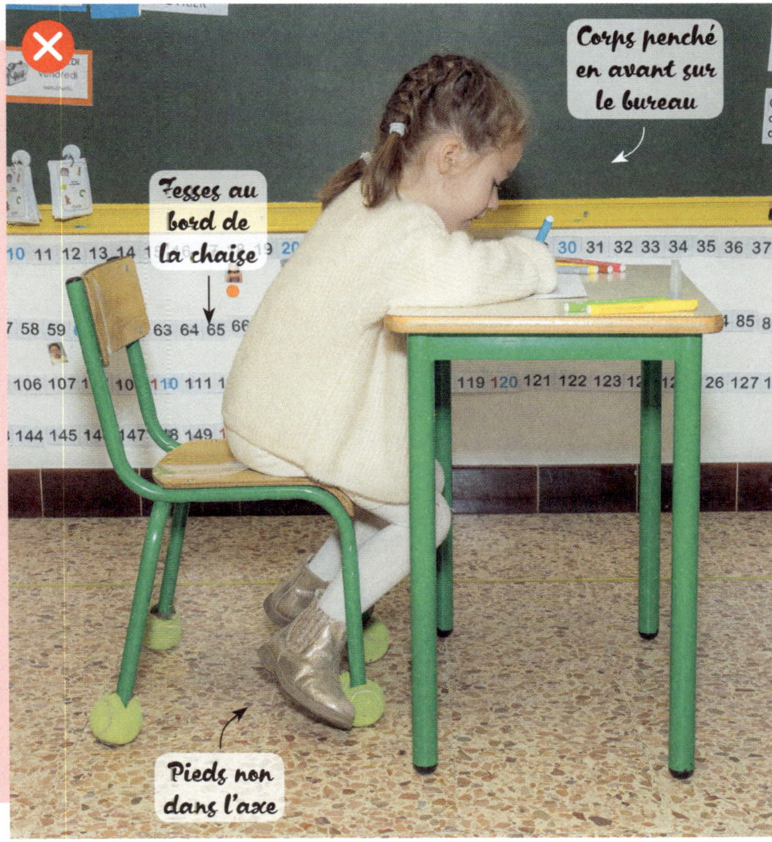
Corps penché en avant sur le bureau
Fesses au bord de la chaise
Pieds non dans l'axe

Un enfant présentant une mauvaise posture a tendance à bouger, à s'affaisser sur son bureau ou à tenir sa tête avec son bras, ce qui nuit à sa concentration et à l'exécution de ses travaux et devoirs.

Il est recommandé d'encourager la posture suivante :

- les pieds de l'enfant sont en appui à plat sur le sol ;
- les fesses sont au fond de la chaise ;
- le dos est bien appuyé contre le dossier, sans que les courbures naturelles de la colonne vertébrale soient éliminées ;
- les articulations des hanches, des genoux et des chevilles sont maintenues dans un angle de 90 degrés environ ;
- la surface du pupitre est située à 5 centimètres environ au-dessus du pli du coude lorsque le bras est allongé le long du corps ;
- la chaise de l'enfant est près du pupitre.

Porter son sac à dos

Le sac à dos est l'équipement indispensable des enfants à l'école. Du fait de son usage quotidien, une mauvaise utilisation peut rapidement devenir un problème pour leur dos. En apprenant à choisir son sac et à l'ajuster correctement, les dommages consécutifs peuvent toutefois être évités.

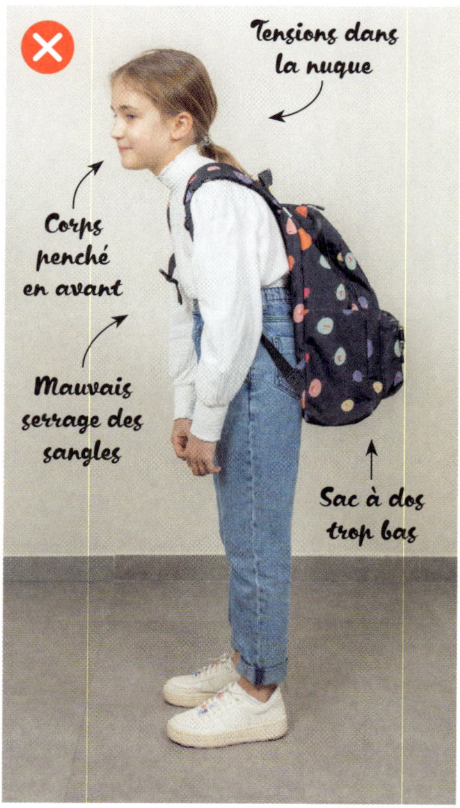

Tensions dans la nuque
Corps penché en avant
Mauvais serrage des sangles
Sac à dos trop bas

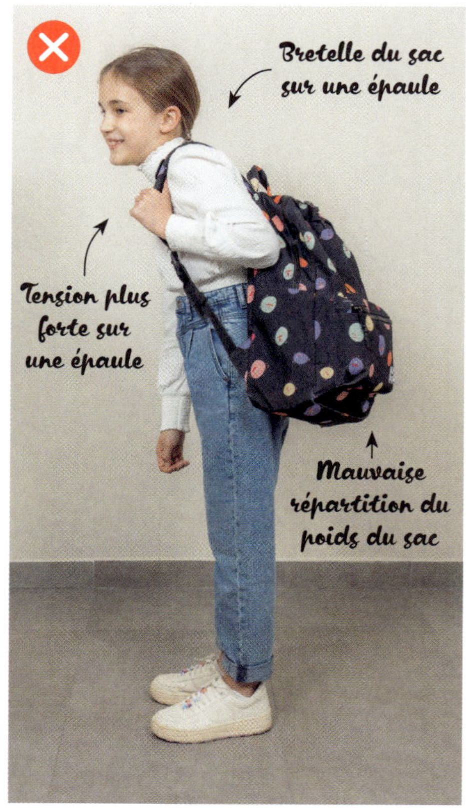

Bretelle du sac sur une épaule
Tension plus forte sur une épaule
Mauvaise répartition du poids du sac

Une règle de base : une fois rempli, le poids du sac devrait représenter 10 à 15 % maximum du poids de l'enfant. En effet, un sac trop lourd provoque un fléchissement vers l'avant, et la tête penchée cause des douleurs au cou et aux épaules. Le poids du corps déjeté vers l'avant entraîne également des douleurs dans le bas du dos ainsi qu'une pression supplémentaire sur les hanches. De plus, des douleurs aux genoux peuvent apparaître en raison d'un changement dans la posture et la démarche.

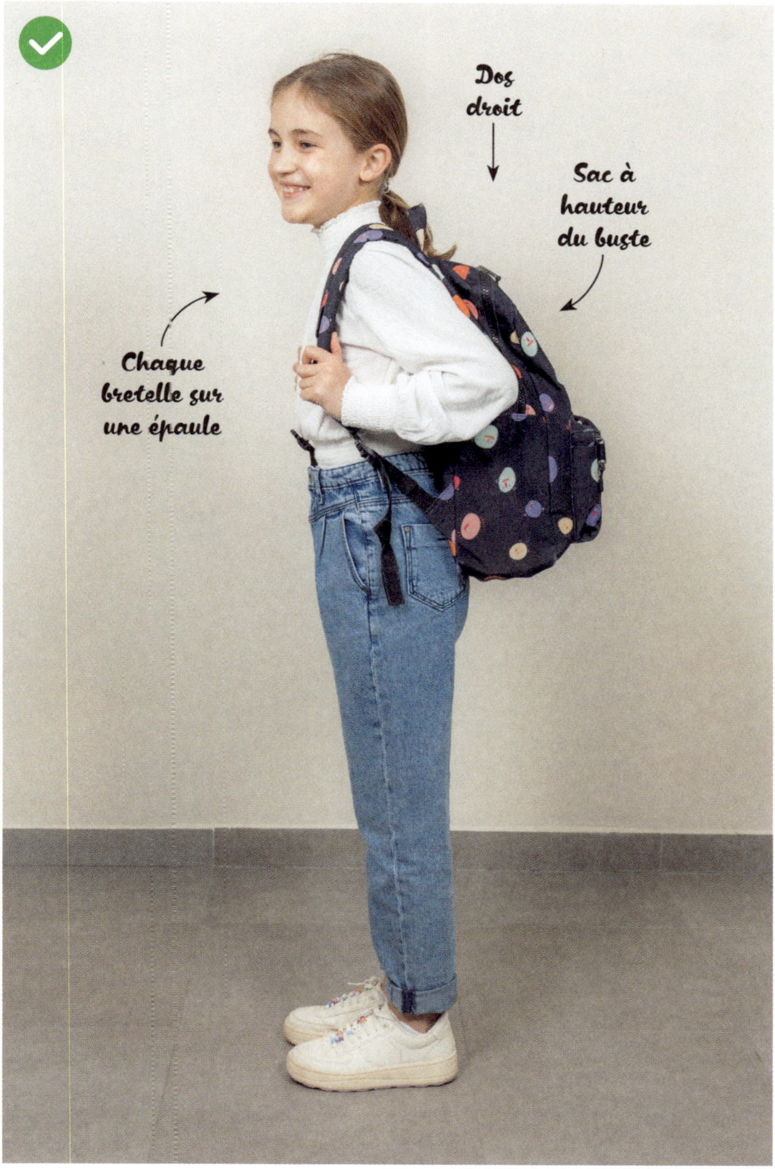
Dos droit
Sac à hauteur du buste
Chaque bretelle sur une épaule

Évitez la mode du sac à dos « en bandoulière » : un sac à dos est fait pour reposer sur le dos, mais bien souvent les enfants le portent sur une seule épaule, cumulant alors le poids et les contraintes du sac sur une seule zone. L'enfant peut poser le sac sur une table à la hauteur de son bassin pour parvenir à enfiler plus facilement les bretelles, qui doivent coller au dos. Ceci permet d'éviter de brusquer les épaules et le dos.

Bien régler son sac

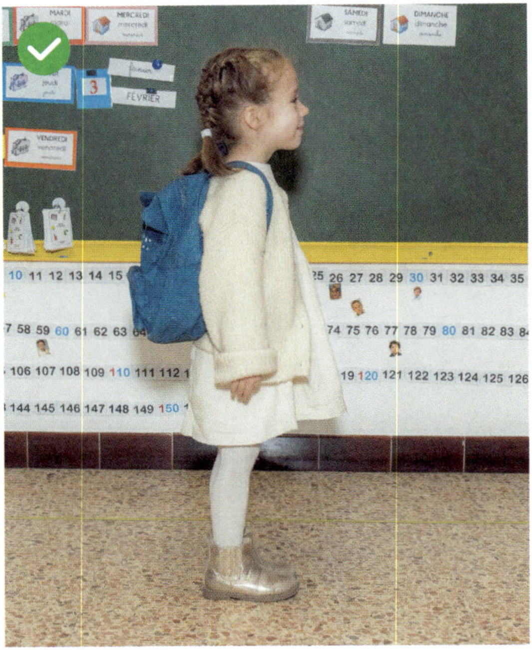

Astuce

- *Réduisez le poids du sac : apprenez à votre enfant à trier ses livres et ses cahiers en fonction de son emploi du temps quotidien. Encouragez-le à retirer les objets qui encombrent son sac inutilement. Et plus le sac a de poches, plus le poids peut être judicieusement réparti !*
- *Évitez le cartable à roulettes : l'idée de faire rouler le sac pour soulager le dos est plutôt intéressante. Le souci arrive lorsque l'enfant se retrouve face à un escalier à la maison ou à l'école, car il est alors obligé de hisser son sac à bout de bras jusqu'en haut. Cela le conduit à tordre son tronc d'un côté, ce qui peut créer des douleurs dans le dos. De plus, le cartable à roulettes ne s'enfile pas aussi bien sur le dos qu'un sac classique.*

Les bretelles

Elles permettent d'ajuster le sac à la bonne hauteur. Un sac à dos se porte au niveau du dos et ne doit pas appuyer sur les fesses. Le mieux est d'opter pour des bretelles larges, mais plus fines sous les bras, afin de ne pas entraver les mouvements. Plus confortables pour les épaules, elles offrent une répartition de la charge sur une plus grande surface.

La ceinture de taille

Elle permet de porter le sac au plus près du dos afin de réduire la tension au niveau des vertèbres lombaires et du bassin. Elle empêche le balancement du sac d'avant en arrière lors de la marche.

La lanière de bretelles

Elle joint les deux bretelles sur le devant du corps et libère ainsi les épaules. En effet, en l'absence de lanière, les bretelles tirent les épaules vers l'arrière. Alors, pour compenser, les épaules vont naturellement vers l'avant, créant une contrainte au niveau des muscles des épaules, du dos et des pectoraux.

À LA MAISON

Assis sur le canapé

Même sur le canapé, il est important d'apprendre à son enfant comment bien s'asseoir.

Pour que votre enfant adopte une bonne posture sur le canapé, il faut que la partie lombaire de sa colonne vertébrale repose contre le dossier.

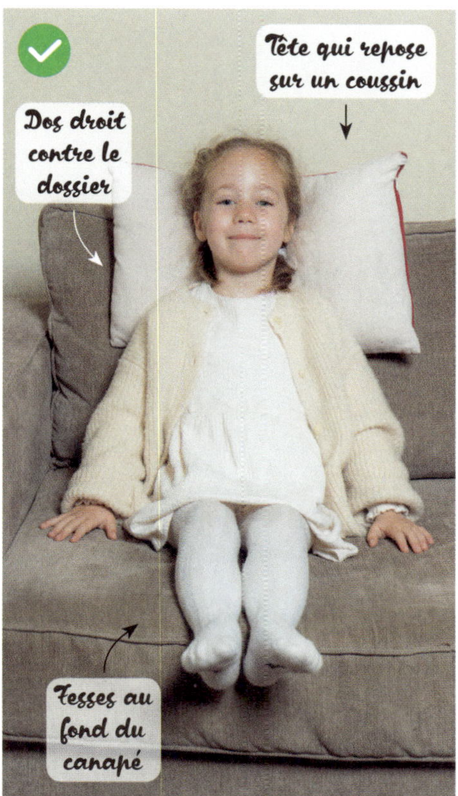
Tête qui repose sur un coussin
Dos droit contre le dossier
Fesses au fond du canapé

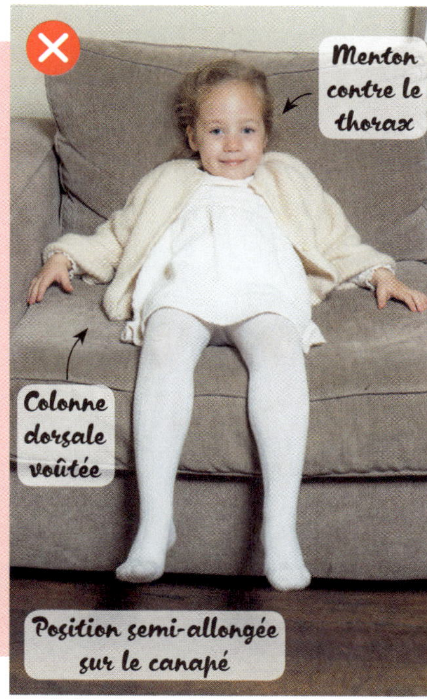

Pour cela, son dos et son bassin doivent être maintenus au fond du canapé. Pour plus de confort, il peut aussi appuyer sa tête contre un oreiller qui devrait être parallèle au dos. À l'inverse, les positions avachies ou semi-allongées doivent être évitées.

Jouer aux jeux vidéo

De nos jours, les jeux vidéo font partie de notre quotidien. Les postures du joueur sont à l'origine de différentes atteintes au niveau de notre organisme. Les mauvaises positions prolongées et le manque d'activité physique peuvent provoquer des maux de dos et des troubles musculosquelettiques.

Une trop grande proximité avec l'écran peut causer des tensions musculaires, des douleurs cervicales et une fatigue oculaire. De plus, l'utilisation trop intensive de manettes de jeu sollicite intensément les doigts et peut entraîner des tendinopathies ou de l'arthropathie au niveau du pouce. Pour limiter ces risques, positionnez-vous confortablement dans votre canapé avec le dos contre le dossier. Utilisez un coussin pour reposer vos coudes et vos poignets et pour éviter de sursolliciter les muscles du membre supérieur. Veillez à ce que vos jambes soient parallèles et faites en sorte que le haut de l'écran soit à la hauteur de vos yeux.

Astuce

Évitez de maintenir cette posture statique plusieurs heures d'affilée.

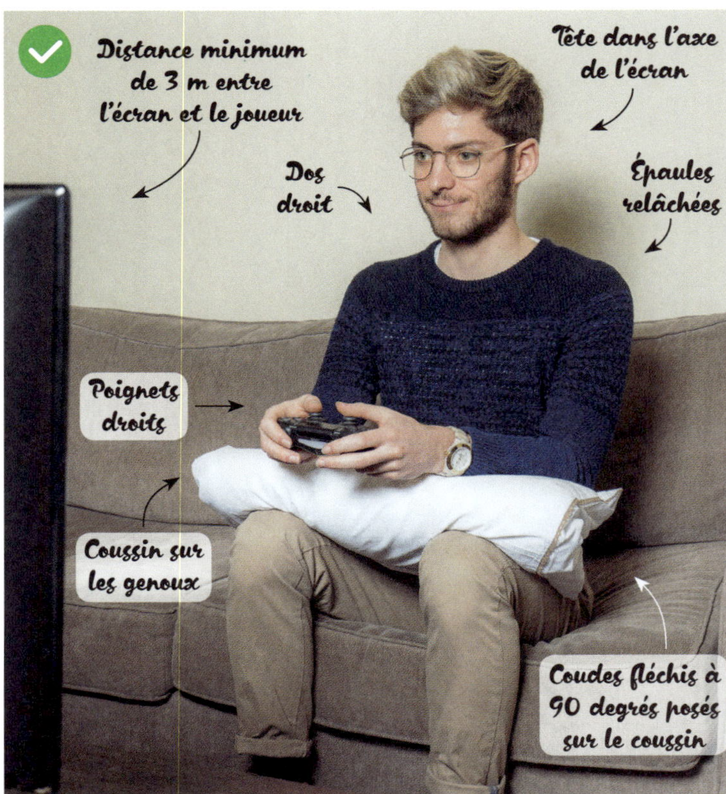
Distance minimum de 3 m entre l'écran et le joueur
Tête dans l'axe de l'écran
Dos droit
Épaules relâchées
Poignets droits
Coussin sur les genoux
Coudes fléchis à 90 degrés posés sur le coussin

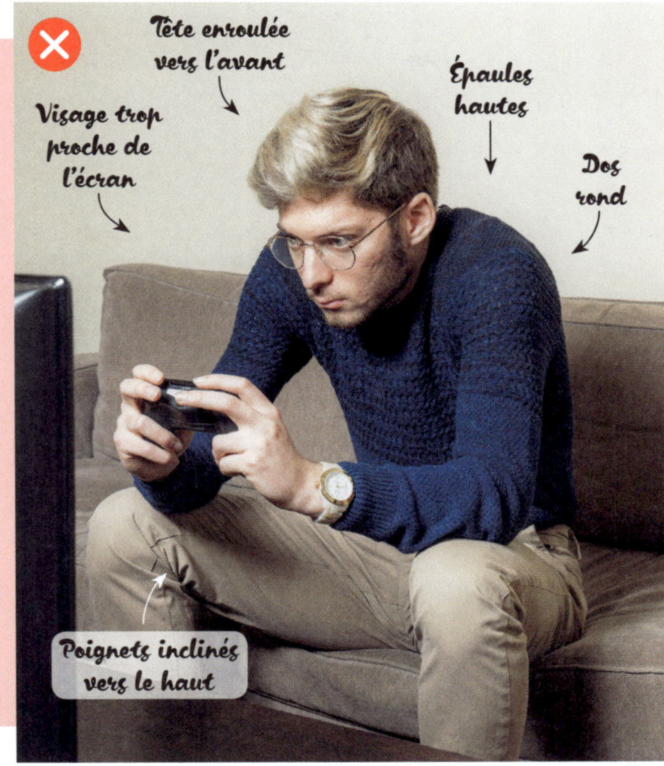

Tête enroulée vers l'avant
Épaules hautes
Visage trop proche de l'écran
Dos rond
Poignets inclinés vers le haut

Astuce

Accordez à votre enfant un temps de jeu limité pour éviter la fatigue oculaire et la dépendance aux jeux vidéo.

Conseillez-lui de faire des pauses fréquentes.

Apprenez à votre enfant à s'installer dans une posture qui soit adéquate.

- Assurez-vous que son dos soit maintenu droit s'il aime jouer assis au sol. S'il préfère jouer sur le canapé, proposez-lui de placer un bon support, comme un coussin, au niveau de la région lombaire.
- Veillez à ce que ses poignets restent droits lorsqu'il utilise la manette de jeu. Indiquez-lui qu'il ne doit pas les incliner vers le bas, le haut ou les côtés.
- Évitez-lui les torsions du cou en positionnant votre téléviseur ou votre siège de face, de sorte qu'il n'ait pas à incliner la tête pour avoir la ligne du regard droit dans le milieu de l'écran.
- La partie supérieure des bras doit être relâchée le long du corps.
- Éliminer les potentiels reflets dans l'écran du téléviseur pour réduire la fatigue oculaire chez votre enfant.

ASTUCES BIEN-ÊTRE POUR TOUS LES JOURS

ÉVEIL MUSCULAIRE : L'ÉCHAUFFEMENT POUR OPTIMISER SA JOURNÉE

Et si on parlait d'éveil musculaire ?

Votre corps a besoin d'être « réveillé », échauffé, afin de bien démarrer la journée. Cette mise en route est nécessaire pour être en forme jusqu'au soir.

Avant d'avaler vos tartines et votre café, il est en effet particulièrement conseillé d'effectuer quelques exercices faciles et rapides, pour une durée totale de moins de 10 minutes. Le but est de solliciter les principales articulations en descendant du cou jusqu'aux chevilles.
Cette routine d'éveil musculaire concerne l'ensemble du corps et présente de nombreux bienfaits.

- Santé : elle permet de réduire les douleurs ressenties en évitant les faux mouvements. En effet, l'échauffement favorise l'oxygénation musculaire et l'élimination des toxines ; les étirements stimulent l'énergie et maintiennent la souplesse des articulations.
- Tonicité : l'éveil musculaire prépare le corps à encaisser les efforts de la journée et permet d'augmenter vos performances.
- Mental : cette pratique favorise la relaxation et la concentration et aide à mieux maîtriser son stress.
- Minceur : effectué à jeun, le réveil musculaire permet la mise en route des dépenses énergétiques et contribue ainsi à puiser dans les stocks de la veille.
- Avant le travail : cette routine permet de limiter les risques de blessure pour les métiers physiques, mais aussi d'éviter les douleurs liées aux mauvaises postures pour les métiers plus sédentaires (travail de bureau, séances prolongées devant l'ordinateur, etc.).

La routine d'éveil musculaire

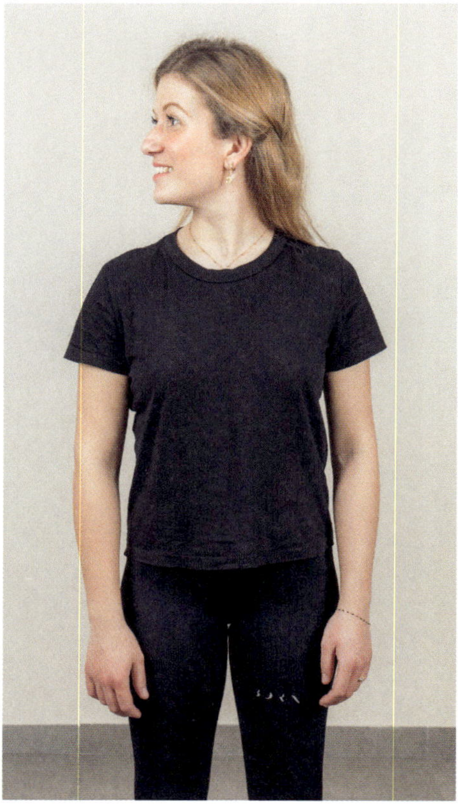

Les cervicales

Rotation de la nuque

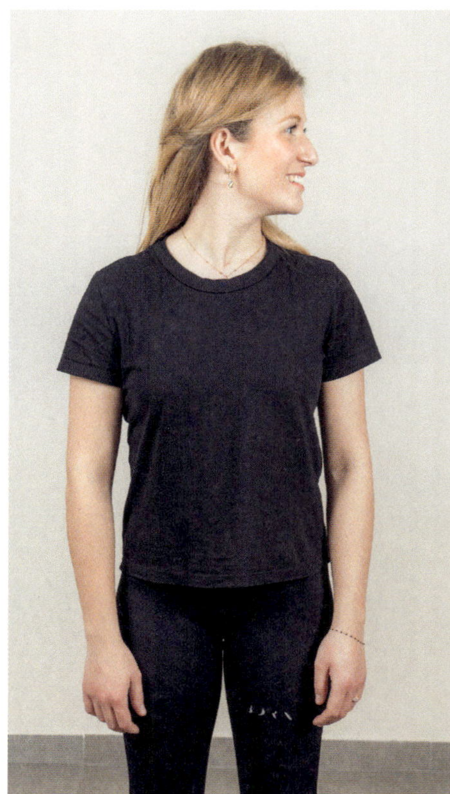

Inclinaison de la nuque

Rapprochez l'oreille de l'épaule d'un côté, puis de l'autre.

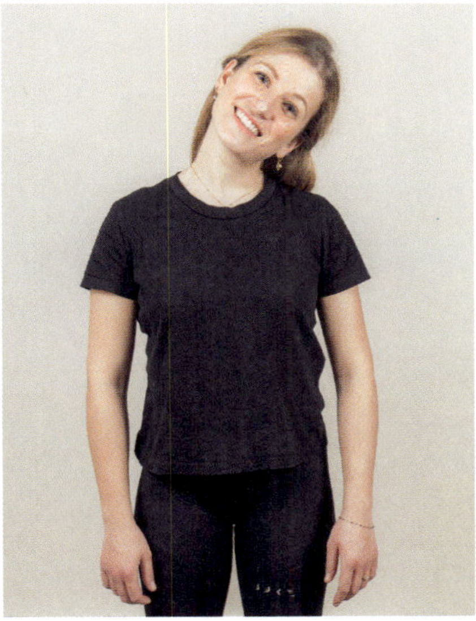

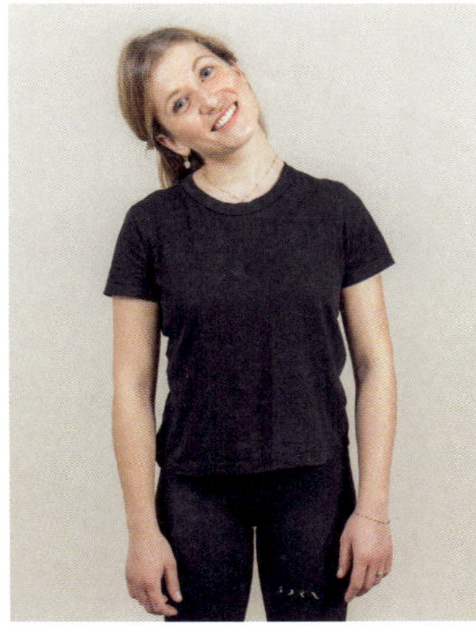

Oui de la tête

Regardez par terre, menton rentré dans la poitrine, puis regardez en l'air.

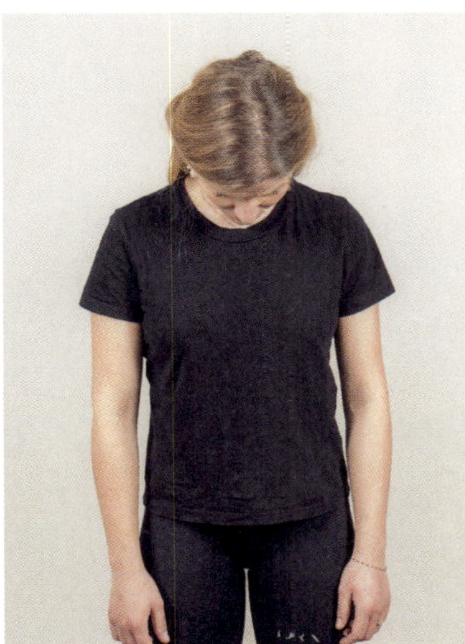

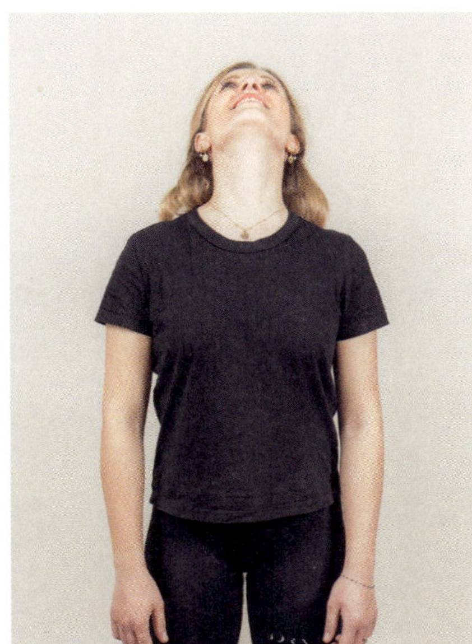

Rotation de la tête à 180 degrés

Faites des cercles complets avec la tête doucement.

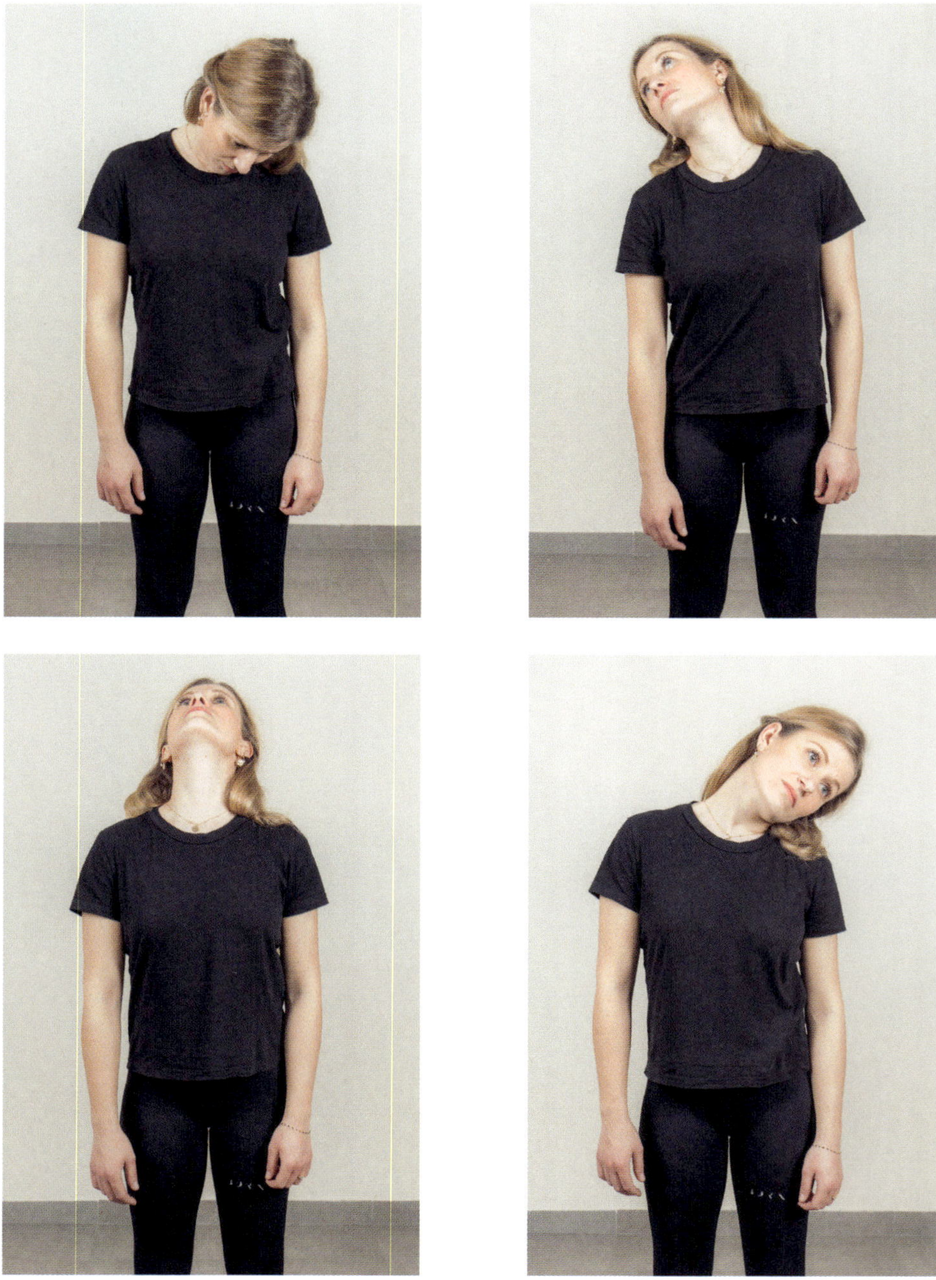

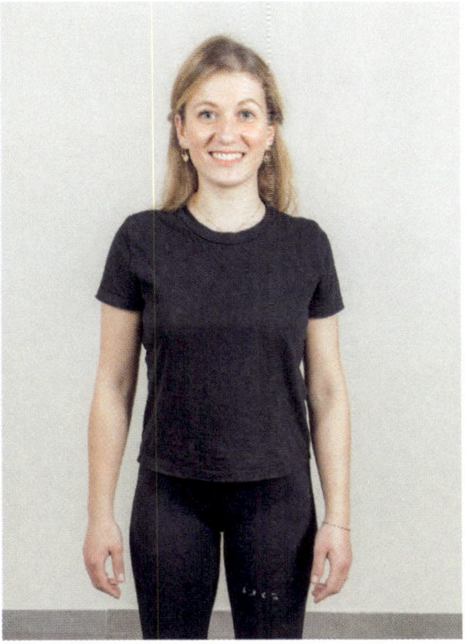

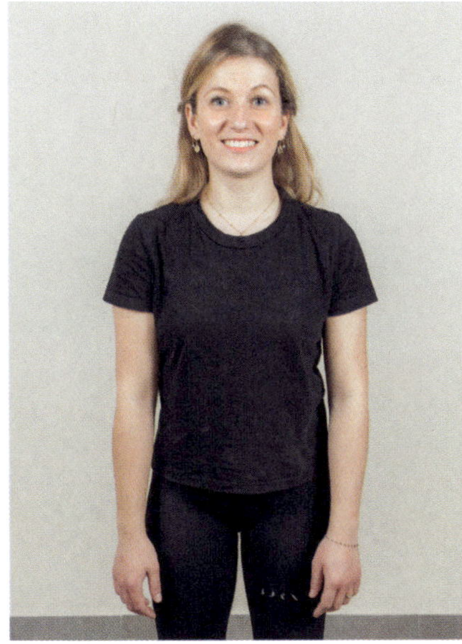

Les épaules

Les bras le long du corps, effectuez des cercles avec vos épaules dans les deux sens. Essayez d'inspirer quand les épaules montent et d'expirer quand elles redescendent. Effectuez 10 rotations dans un sens, puis 10 dans l'autre.

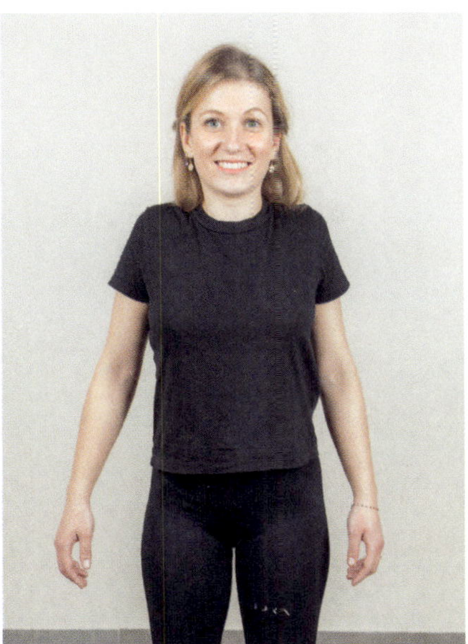

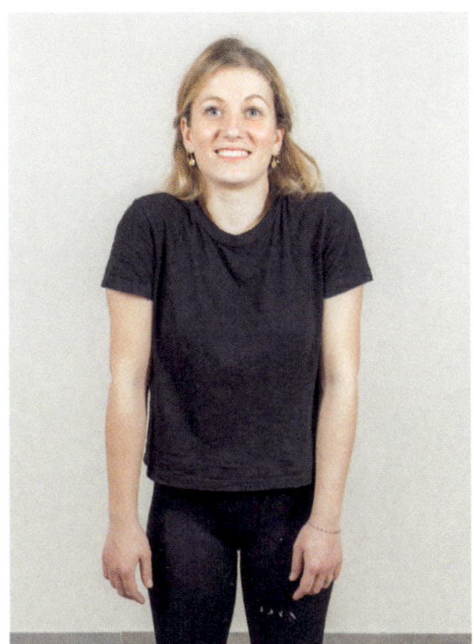

Les coudes

Les bras tendus à l'horizontale devant vous, vos mains se touchent et viennent accomplir une rotation en partant vers le bas. Puis continuez les rotations en écartant progressivement les bras. Quand vous arrivez presque les bras en croix, vous repartez dans l'autre sens en rapprochant peu à peu vos mains, jusqu'à ce qu'elles se touchent à nouveau.

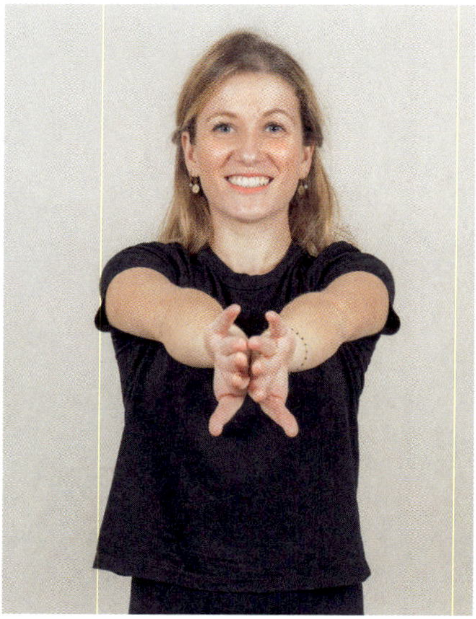

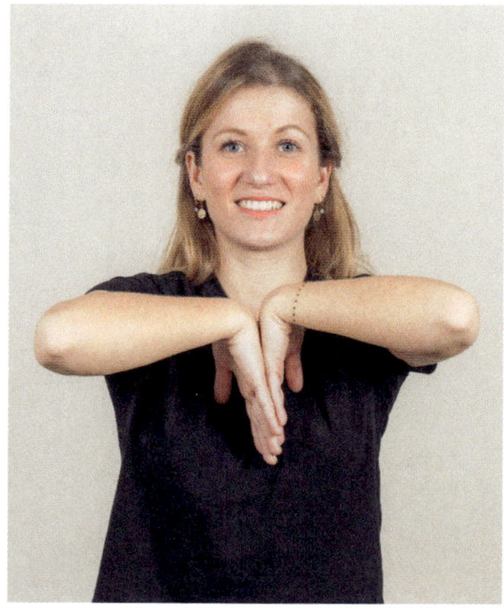

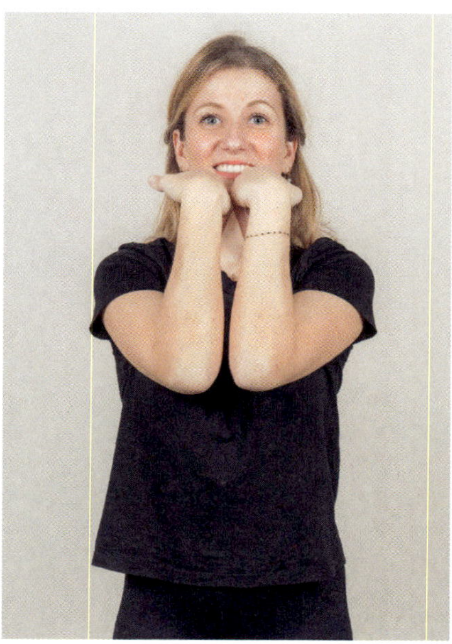

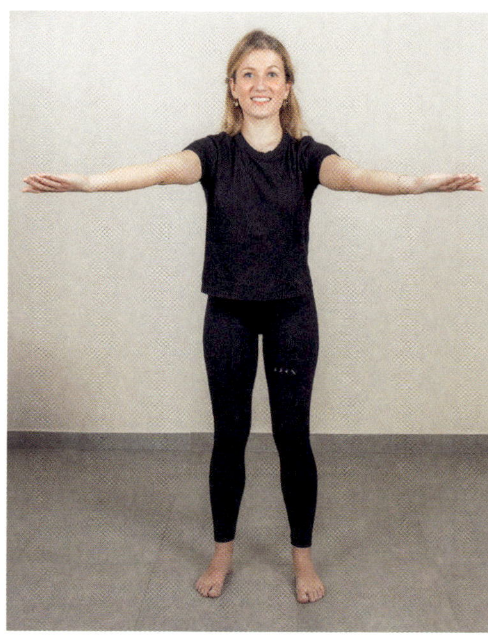

Les poignets

Joignez les mains et faites des rotations dans un sens, puis dans l'autre.
Ne bougez que les poignets.

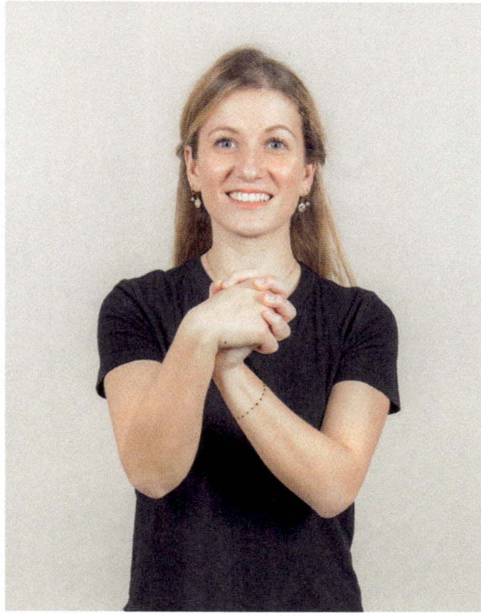

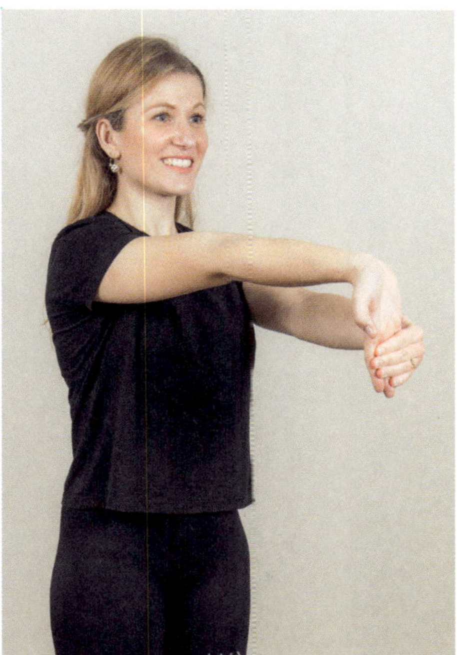

Les avant-bras

Bras tendus, attrapez avec une main les doigts de l'autre main en extension. Appuyez vers vous jusqu'à sentir un étirement. Maintenez 3 à 5 secondes, puis relâchez. Alternez les deux mains en effectuant 2 répétitions de chaque côté.

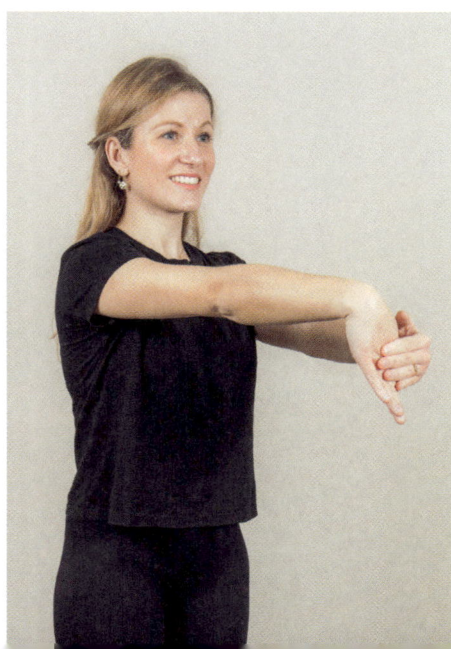

Faites ensuite la même chose main avec la main en flexion. Maintenez 2 à 5 secondes, puis relâchez. Effectuez également 2 répétitions de chaque côté.

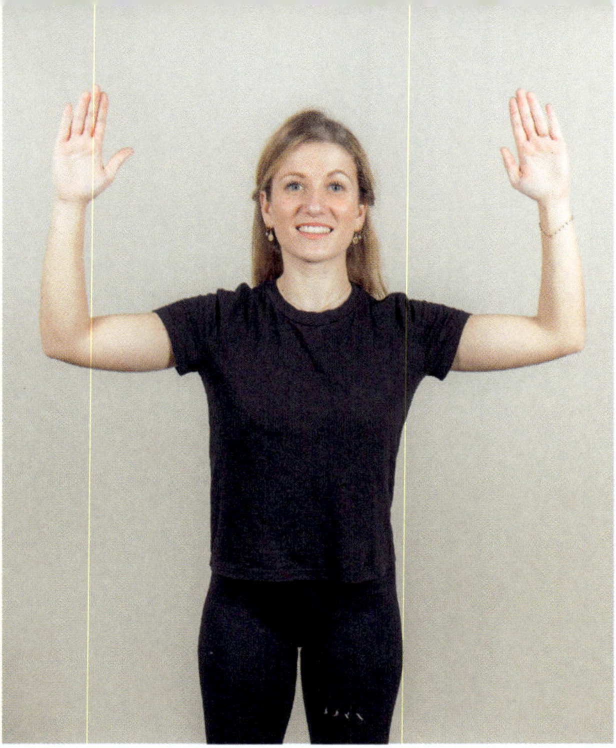

La cage thoracique

Ouvrez la cage thoracique en écartant vos mains et en inspirant au maximum, puis fermez la cage thoracique en rapprochant vos deux mains et en expirant au maximum.

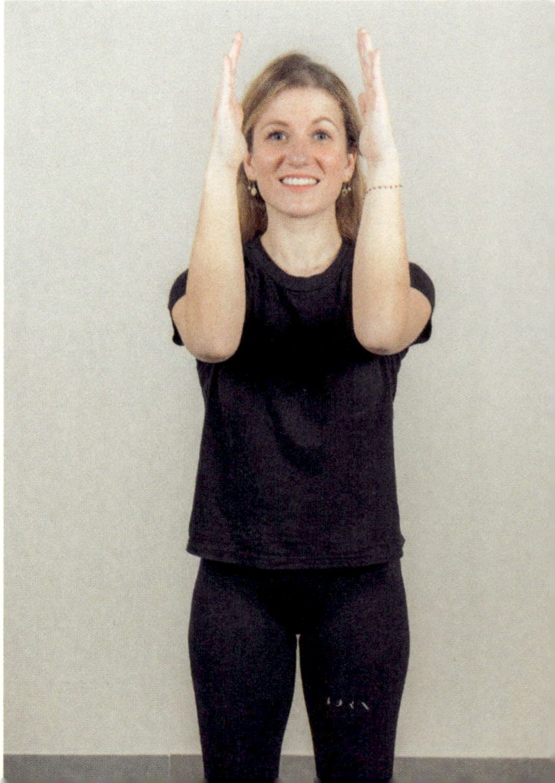

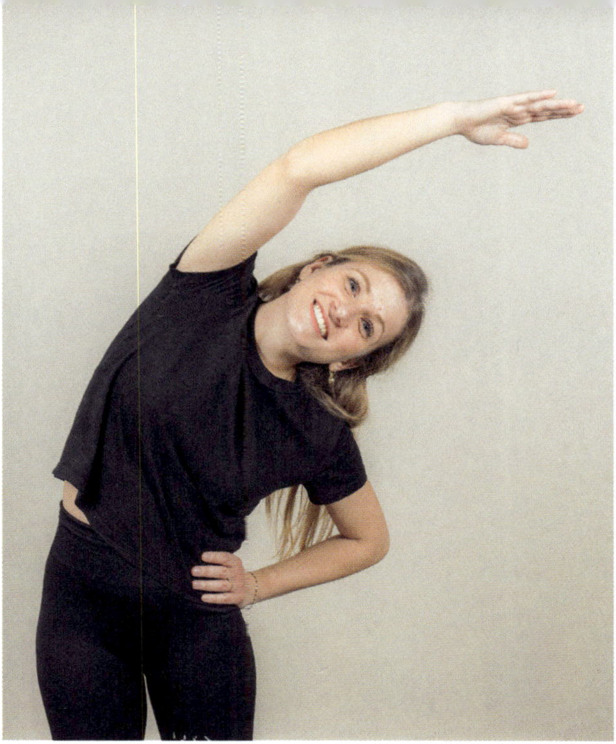

Le dos

Mettez-vous debout, les mains sur les hanches, les pieds à la largeur des épaules. Penchez le corps d'un côté en allongeant le bras au-dessus de votre tête. Étirez-vous quelques instants, puis faites de même de l'autre côté.

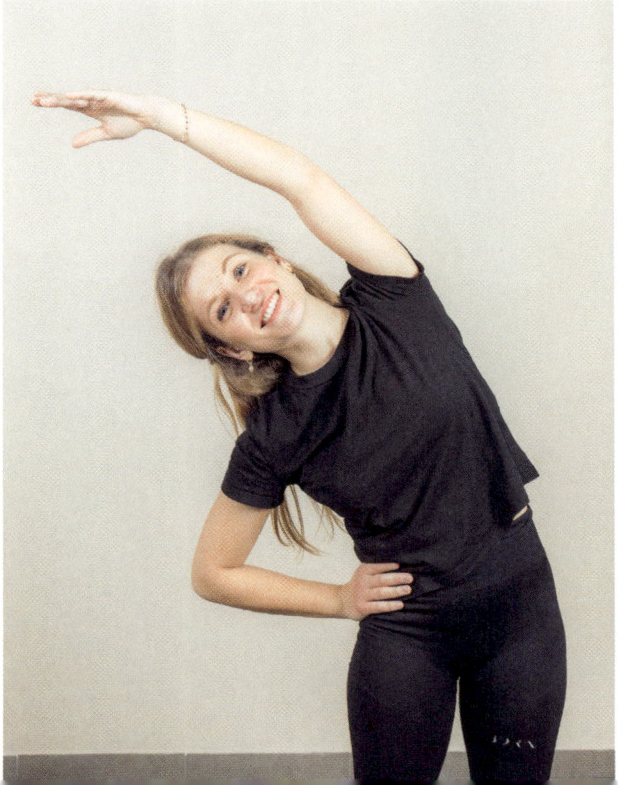

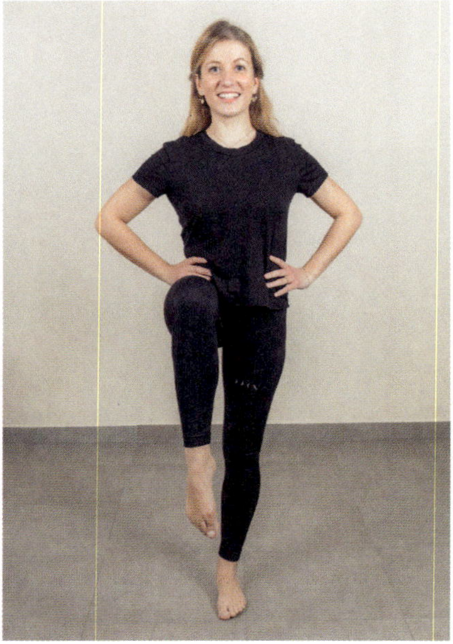
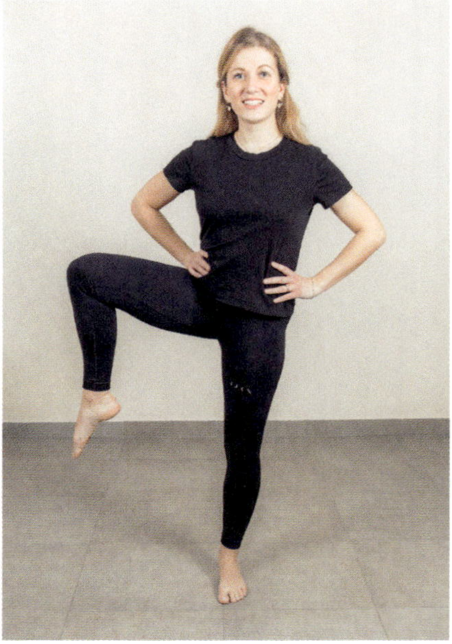

Les hanches

Mettez-vous debout, les mains sur les hanches. Levez et fléchissez un genou, puis effectuez des cercles avec la jambe. Comptez 10 répétitions sur chaque hanche.

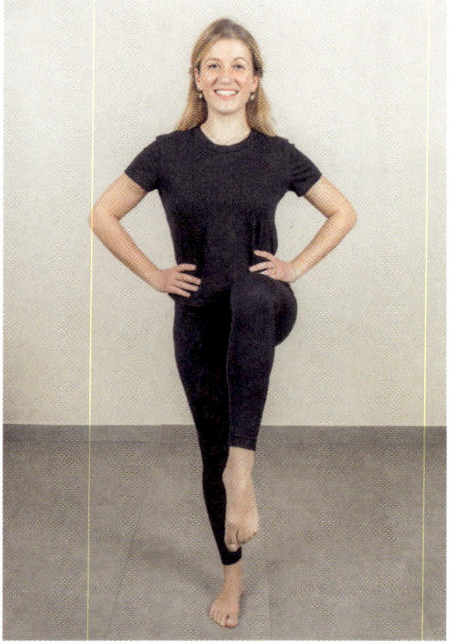
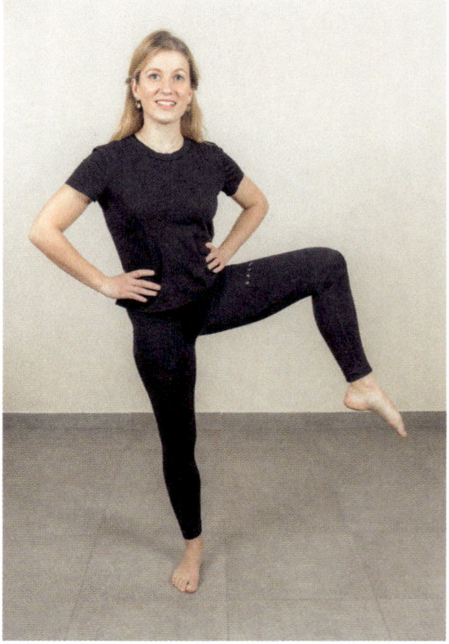

Le bassin

Mains sur les hanches, effectuez des rotations larges du bassin. Comptez 10 répétitions dans un sens, puis 10 dans l'autre.

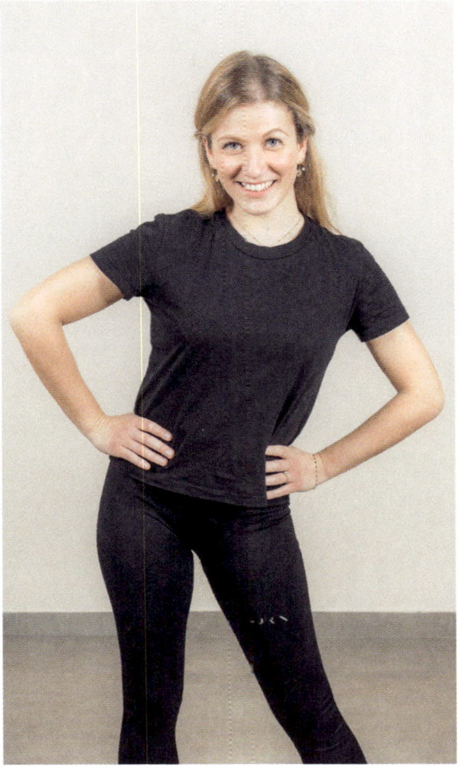

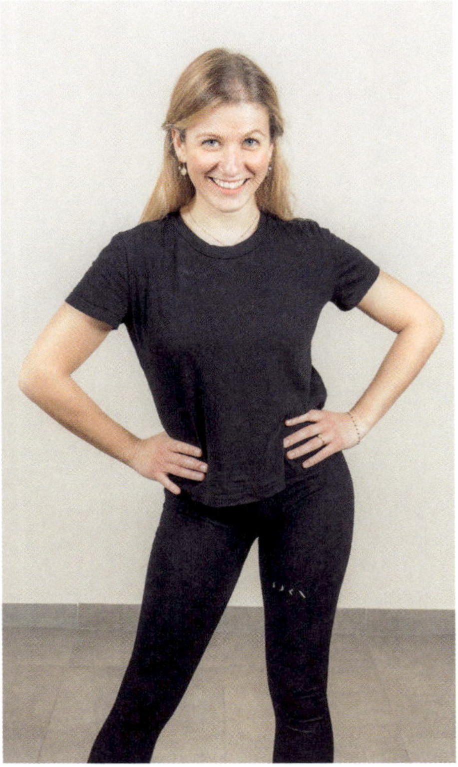

Les genoux

Pieds joints, jambes légèrement fléchies, effectuez des petits cercles avec les genoux dans les deux sens. Puis fléchissez encore les genoux, en gardant le dos droit, et recommencez. Comptez 10 répétitions dans chaque sens.

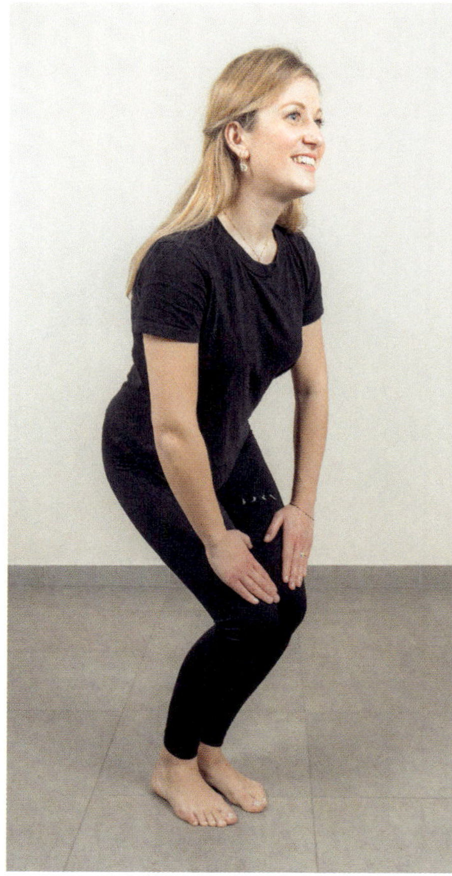

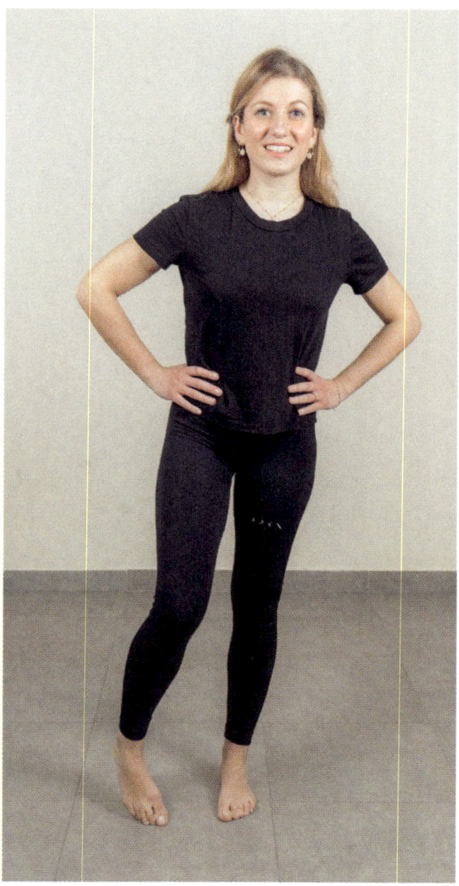

Les chevilles

Pour réaliser cet exercice de rotation des chevilles, positionnez la pointe du pied au sol et faites des cercles avec le talon dans un sens, puis dans l'autre. Faites la même chose avec l'autre pied.

Étirement général

Mettez-vous debout, les pieds serrés, les bras tendus vers le ciel. Joignez vos mains avec vos doigts entrelacés et un doigt étendu. Inclinez-vous sur un côté, puis revenez lentement au centre. Répétez l'opération 3 fois de chaque côté.

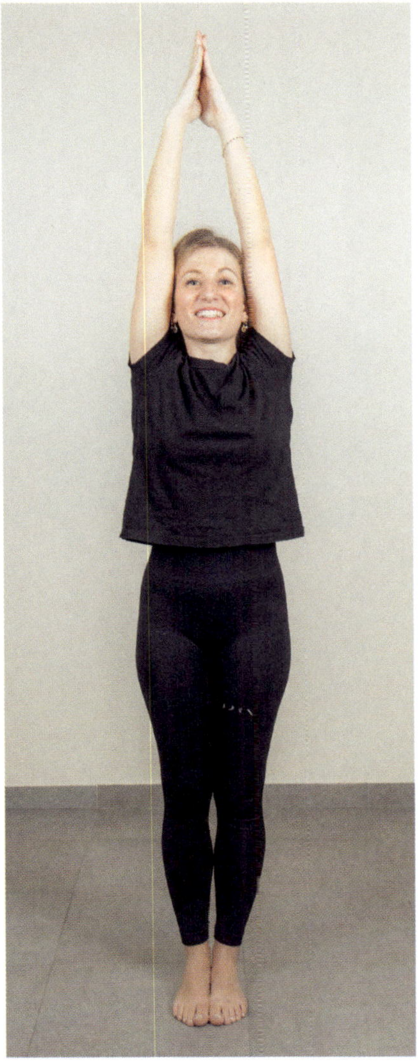

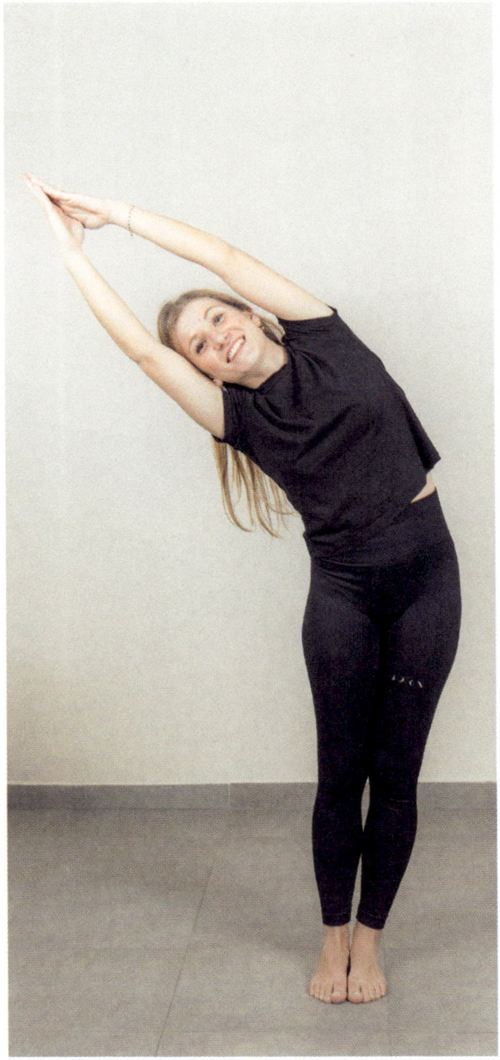

Travail sur l'équilibre

Basculez légèrement vers l'arrière et restez sur les talons quelques secondes, puis inversez la position en vous mettant sur la pointe de vos pieds.

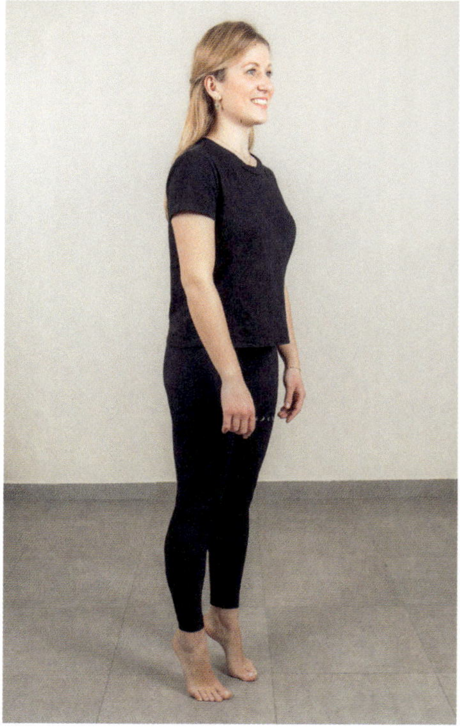

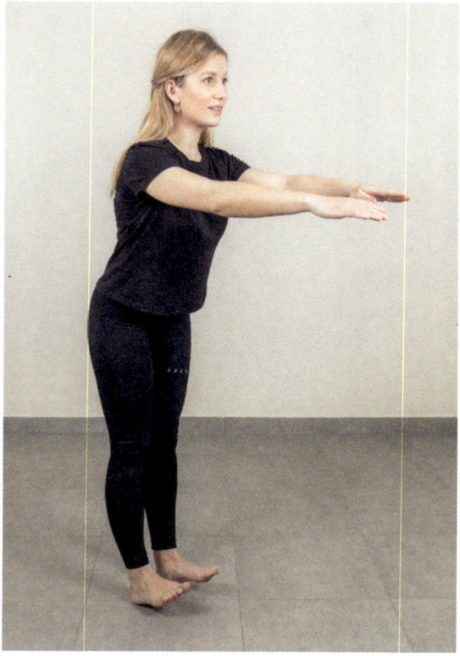

Travail sur la proprioception

Mettez vous en équilibre sur un pied, puis fermez les yeux quelques secondes. Changez de pied et faites la même chose de l'autre côté. Cet éveil musculaire peut être prolongé par quelques exercices « cardio-respiratoires », afin d'augmenter la température du corps et le rythme cardiaque. La résistance mécanique des muscles, tendons et ligaments diminue avec la chaleur, ce qui augmente leur souplesse et réduit le risque de déchirure ou d'élongation. Exemples : marche nordique sur place, course sur place, etc.

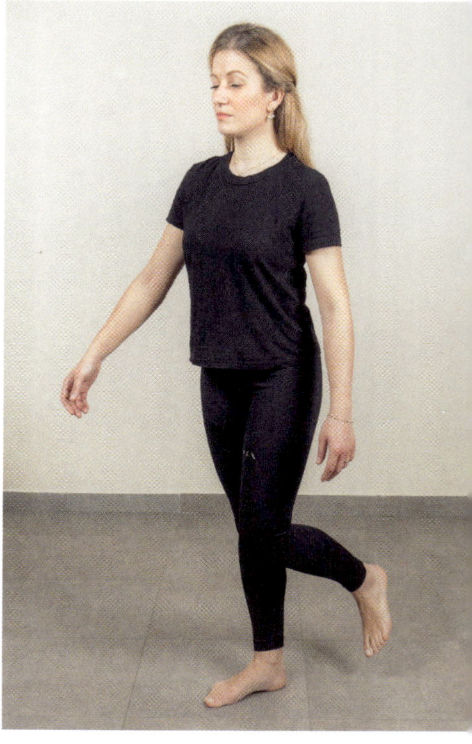

RELAXATION GRÂCE À LA RESPIRATION ABDOMINALE

La respiration se présente en deux étapes : la respiration thoracique (haute) et la respiration abdominale (basse).

La plupart des personnes ont une respiration courte et rapide par le thorax. Cela peut s'expliquer par le stress et les situations vécues au quotidien, ou par les positions assises ou avachies régulièrement adoptées. Cette respiration thoracique n'est pas propice à la détente et néglige l'abdomen. Elle a tendance à mettre en tension les muscles inspirateurs (sterno-cléido-occipito-mastoïdien ou SCOM, scalènes, trapèzes) et à créer des tensions dans les cervicales et les dorsales en cas de sursollicitation. La respiration abdominale, également appelée respiration ventrale, est une technique de respiration lente consistant à respirer en gonflant le ventre.

Quels sont les bienfaits ?

- La respiration abdominale assure une bonne oxygénation des cellules.
- Elle aide à lâcher prise avec le stress et à diminuer les angoisses.
- Elle contribue à réguler le rythme cardiaque.
- Elle stimule la production d'endorphine.

Comment faire en pratique ?

Le principe de la respiration abdominale est très simple.

- Asseyez-vous confortablement sur une chaise, le dos droit, ou allongez-vous sur le dos et fermez les yeux.

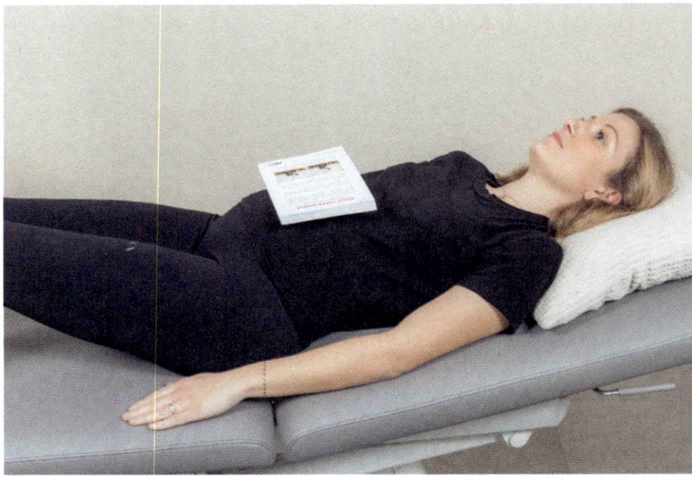

- Placez un objet (livre, stylo, etc.) sur votre ventre pour mieux observer l'amplitude et sentir les va-et-vient de votre respiration.
- Inspirez profondément par le nez en gonflant le ventre le plus possible.

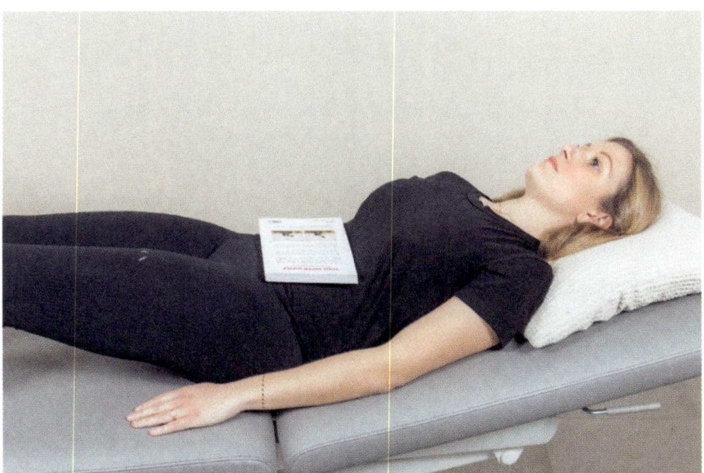

- Expirez en rentrant le ventre autant que possible.
- Continuez à enchaîner ces deux étapes pendant 5 à 10 minutes, jusqu'à ce que vous vous sentiez complètement détendu.